Das „**Archiv für Psychiatrie und Nervenkrankheiten**"
erscheint nach Maßgabe des eingehenden Materials zwanglos in einzeln berechneten Heften, von denen fünf einen Band von etwa 50 Bogen bilden.

Das Honorar beträgt M. 40.— für den 16 seitigen Druckbogen. An Sonderdrucken werden den Herren Mitarbeitern von jeder Originalarbeit sowie von Übersichts-Referaten im Umfange von nicht mehr als 24 Druckseiten bis 100 Exemplare, von größeren Arbeiten bis zu 60 Exemplare kostenlos geliefert. Doch bittet die Verlagsbuchhandlung, nur die zur tatsächlichen Verwendung benötigten Exemplare zu bestellen. Über die Freiexemplare hinaus bestellte Exemplare werden berechnet. Die Herren Mitarbeiter werden jedoch in ihrem eigenen Interesse gebeten, die Kosten vorher vom Verlag zu erfragen.

Manuskriptsendungen werden erbeten an

Herrn Geh. Med.-Rat Professor Dr. Siemerling, Kiel, Niemannsweg 147,
Herrn Geh. Med.-Rat Professor Dr. Bumke, München, Nußbaumstraße 7.

Im Interesse der unbedingt gebotenen Sparsamkeit wollen die Herren Verfasser auf knappste Fassung ihrer Arbeiten und Beschränkung des Abbildungsmaterials auf das unbedingt erforderliche Maß bedacht sein.

Verlagsbuchhandlung Julius Springer.

76. Band. Inhaltsverzeichnis. 4. Heft.

Seite

Ball, Erna. Richard Cassirer † 513
Gurewitsch, M. Motorik, Körperbau und Charakter 521
Herschmann, Heinrich. Psychiatrische Kritik des amtlichen Entwurfes eines allgemeinen deutschen Strafgesetzbuches vom Jahre 1925 533
Panconcelli-Calzia, G. Experimentalphonetische Untersuchungen über Artikulationsstörungen bei doppelseitiger Facialislähmung. Mit 2 Textabbildungen 552
Goldbladt, Hermann. Über die Erneuerung der Heiligenbilder in Rußland . . . 558
Offermann, Arno. Über die zentrale Wirkung des Cocains und einiger neuen Ersatzpräparate 600
Gerstmann, Josef. Körperrotation um die Längsachse bei cerebellarer Erkrankung 635
Rosenthal, Curt. Vielgestaltigkeit der Beziehungen zwischen weiblicher Genitalfunktion und psychischen Ausnahmezuständen innerhalb einer Sippschaftsgruppe 642
Boening, Tagung der mitteldeutschen Psychiater und Neurologen in Jena am 1. November 1925 649

VERLAG VON JULIUS SPRINGER IN BERLIN W 9

Körperbau und Charakter

Untersuchungen zum Konstitutionsproblem und zur Lehre
von den Temperamenten

Von **Dr. Ernst Kretschmer**
a. o. Professor für Psychiatrie und Neurologie in Tübingen

Fünfte und sechste unveränderte Auflage.
219 Seiten mit 41 Abbildungen. 1926. Geb. 9.20 RM.

Lehrbuch der Hypnose

Von Prof. Dr. med. et phil. **P. Schilder** und Dr. med. **O. Kauders**
Assistenten der Psychiatrischen Klinik in Wien

114 Seiten. 1926. 6.60 RM.; gebunden 7.80 RM.

ISBN 978-3-662-39127-3   ISBN 978-3-662-40110-1 (eBook)
DOI 10.1007/978-3-662-40110-1

(Aus der Prov.-Heil- und Pflegeanstalt Düsseldorf-Grafenberg [San.-Rat Dr. *Herting*] und der Psychiatrischen Klinik der Medizinischen Akademie Düsseldorf [Professor Dr. *Sioli*].)

Über die zentrale Wirkung des Cocains und einiger neuen Ersatzpräparate.

Von

Arno Offermann, Düsseldorf.

(Eingegangen am 30. Dezember 1925.)

Inhaltsübersicht.   Seite

I. Die Wirkung der Cocablätter in der Literatur 600
II. Die Entdeckung des Cocains und seiner Allgemeinwirkung 602
III. Der Mißbrauch der zentralen Wirkung und Entstehung und Entwicklung des Cocainismus. 603
IV. Die physiologisch-experimentelle Erforschung der Allgemeinwirkung . 606
V. Die besondere psychopathologische Wirkung 607
VI. Bedeutung der Individualität 610
VII. Problem der Gewöhnung 612
VIII. Zusammenfassendes über die zentrale Wirkung: ihre Pathogenese . . 614
IX. Die periphere Wirkung des Cocains und die Entstehung der Lokalanästhesie 616
X. Cocainersatzpräparate 617
XI. Psicain und Tutocain 618
XII. Eigene, vergleichend-experimentelle Untersuchungen der zentralen Wirkung von Cocain, Psicain und Tutocain 620
XIII. Ergebnis und Zusammenfassung 629

I.

Wohl kein Arzneimittel ragt so aus seiner engen medizinischen Bedeutung und Krankheitsbeziehung hinaus zu allgemeinem sozialen Interesse wie Cocain. Wegen seiner peripher wirkenden Eigenschaft in der Lokalanästhesie geschätzt, wird es, in seiner Zentralwirkung gefürchtet wegen des Mißbrauchs, zum Problem, das gleicherweise Praktiker, Psychiater und Neurologen, Pharmakologen und Chemiker beschäftigt und noch immer restloser Klärung harrt.

Die Allgemeinwirkung des Cocains ist lange bekannt, uralt schon ihre Kenntnis von der Muttersubstanz her, den Cocablättern. Cocain ist bekanntlich das Alkaloid des exotischen Cocastrauches Erytroxylon Coca, einer Pflanze, die man schon bei der Entdeckung Amerikas in Kultur und heiliger Verehrung bei den Bewohnern von Südamerika, besonders Perus, Chiles und Boliviens vorfand; Wunder und Zauber gingen von diesem göttlichen Gewächs aus, und die Zaubermittel waren die Blätter, die mit Clipta, einem Zusatz von Pflanzenasche oder Kalk, gekaut wurden.

Schon *Franz Pizarro* — so schreibt *E. Poulson*[78]) — fand 1532 bei seinem Vordringen in das Innere Perus diesen Cocagenuß vor, tief verwebt mit der Lebensweise und dem religiösen Kult der Indianer. Als Motiv hierfür erzählt nach *Levin*[60]) *Gareilaso de Vega*, „daß es die Hungrigen sättigt, dem Müden und Erschöpften neue Kraft verleiht und die Unglücklichen ihren Kummer vergessen macht". Eingehender berichtet *J. J. Tschudi*[78]) in seinen Reiseskizzen aus den Jahren 1838—42 von den Wirkungen des Cocakauens, von erstaunlichen Leistungen und unermüdlicher Ausdauer durch den Genuß der Blätter; so erzählt er von einem 62jährigen Indianer, der fünf Tage und Nächte hindurch die schwerste Arbeit für ihn verrichtete, ohne Nahrung zu sich zu nehmen, nur auf seinen Blättern kauend; nach Beendigung dieser Arbeit war er keineswegs ermüdet, er diente ihm noch als Lastträger auf einem 150 km langen Fußmarsch durch die Berge. Ebenso beobachteten *Moréno*[68]) und *Maiz* erstaunliche Leistungen bei Depeschenträgern, die, ohne auszuruhen, mit Coca ungeheure Strecken mit merkwürdiger Schnelligkeit durchliefen. *v. Tschudi*[78]) vermochte schon den Gebrauch bei den „Coqueros", den professionierten Cocakauern, für übertrieben zu halten und eine Leidenschaft in ihnen zu erkennen, die ihre Anhänger zu „Greisen im vollen Mannesalter" werden läßt, während andere ältere Reisende die Coca als einen Segen für die betreffenden Länder bezeichnen und ihren Genuß für so harmlos wie mäßiges Weintrinken halten. Von Naturforschern, die in Südamerika selbst Coca gekostet haben, wird nach *Poulsen* teils von wohltuenden Wirkungen, besonders vermehrter Ausdauer, teils nur von unangenehmer nervöser Exzitation berichtet.

Solange nur wenige alte, getrocknete Blätter nach Europa kamen, verhielt man sich hier all diesen wunderbaren Berichten skeptisch gegenüber, erklärte auf dem zweiten Konzil zu Lima den Gebrauch für Aberglauben, die Pflanze für Hexenwerk und erließ strenge gesetzliche Verordnungen über den Gebrauch und Handel der Coca. Erst als *v. Scherzer* (1859) von der bekannten Expedition der österreichischen Fregatte Novara die ersten frischen Blätter nach Europa brachte, unternahmen viele Forscher Versuche mit Coca und konnten sich durch eigene Beobachtungen von den Wirkungen überzeugen. Besonders *Mantegazza*[78]) stellte zahlreiche Selbstversuche an und gibt 1853 eine enthusiastische Schilderung eines Cocarausches: „Von 2 Cocablättern als Flügeln getragen, flog ich durch 77348 Welten, die eine prachtvoller als die andere — Gott ist ungerecht, daß er es so eingerichtet hat, daß der Mensch leben kann, ohne beständig Coca zu kauen. Ich ziehe ein Leben von zehn Jahren mit Coca einem Leben von hunderttausend — Jahrhunderten ohne Coca vor." Aus den Selbstversuchen von *Moréno* berichtet *v. Anrep*[1]), daß „nach Kauen kleiner Quantitäten Cocablätter eine Exzitation der intellektuellen und besonders der physischen Kräfte eintritt. Der Verfasser konnte ganze Nächte wachend zubringen, ohne am folgenden Tage Schlaf oder Müdigkeit zu fühlen. Nach größeren Gaben bemerkte er anfangs eine außerordentliche Aufregung der Gehirntätigkeit, ohne Sensibilitätserhöhung, dann aber begannen Beschwerden im Sprechen und Schwerfälligkeit sich einzustellen; von Zeit zu Zeit entwickelt sich ein Zustand großen Kraftgefühls und ein Antrieb zu stärkeren Muskelbewegungen. *Moréno* erzählt von sich selbst, „daß er, obwohl kein Gymnastiker, ganz wunderbare Sprünge mit einer Leichtigkeit und Sicherheit ausgeführt habe, welche erstaunlich gewesen wäre; nach dieser Aufregungsperiode folgt wieder Mattigkeit, Schläfrigkeit, aber ohne Unbehagen. Noch größere Gaben erregten im höchsten Grade die Phantasie. Man verliert das Bewußtsein nicht, und doch fühlt man sich in einer phantastischen, ganz unbekannten Welt und erfreut sich eines unbeschreiblichen Wohlseins." Nach diesem Versuche blieb der Verfasser 40 Stunden ohne jede Nahrung und fühlte keine Mattigkeit oder Hunger. „Auch *Rossier* und *Demarle* — schreibt *v. Anrep* weiter — sahen nach dem Kauen der Cocablätter ein Verlangen nach Bewegung eintreten, ein angenehmes Wärmegefühl und die Fähigkeit, schwere Strapazen zu ertragen."

II.

Vergeblich hatte man bis dahin versucht, das wirksame Agens, den integrierenden Bestandteil, in den trockenen Blättern zu finden. Alle Extraktionsversuche — auch das 1855 vom Engländer *Gaedicke* hergestellte Erythroxylin — blieben ohne den geringsten Erfolg. Erst mit dem frischen Material *v. Scherzers* gelang es 1853 *Wöhlers* Assistenten *Niemann* und *Lossen*[112]), aus der Coca ein wirksames Alkaloid, Cocain, in reinem, krystallinischen Zustand darzustellen. Ein wildes Experimentieren mit dem interessanten Stoff begann nun, die Ära des Cocains setzte ein.

Schroff[97]) war einer der ersten, der über Beobachtungen und Selbstversuche mit Cocain 1862 berichtete; außer somatischen Symptomen von Veränderungen der Atmung und des Herzschlages, Pupillenerweiterung und Salivation stellte er bei sich selbst noch Eingenommenheit des Kopfes, Müdigkeit, Verminderung der Gehörperzeption, Unmöglichkeit, den Ideengang zu beherrschen, fest; er glaubte, daß Cocain in der nächsten Beziehung zum Gehirn stünde und daß es in kleinen Gaben dessen Funktionen anrege, in größeren anfangs steigere, hinterher aber herabsetze. Dagegen hielt *Frohnmüller*[33]), der nur in vereinzelten Fällen Schlaf, Schwindel, Kopfschmerz, Singultus und Mydriasis beobachtete, Cocain für ein fast indifferentes Mittel und nahm an, daß die bekannte Wirkung der Cocablätter nicht diesem Alkaloid zuzuschreiben sei. *Wöhler* sprach schon damals von einer wohltuenden Wirkung des Cocains, ihm bangt schon wegen der Gefahren eines Cocainismus, ein noch unbekannter, nur aus der Analogie mit dem bereits in Blüte stehenden Morphinismus geschaffener Begriff.

Eingehende Wirkungen über die Studien des Cocains veröffentlichte 1884 *Sigismund Freud* in seiner Monographie „Über Coca". Wir zitieren hieraus nach *Marx*[65]): „Sie bestehen bei Dosen von 0,05—0,1 g per os in Aufheiterung und anhaltender Euphorie, die sich von der normalen Euphorie des gesunden Menschen in nichts unterscheidet. Es fehlt gänzlich das Alterationsgefühl, das die Aufheiterung nach Alkohol begleitet, es fehlt auch der für die Alkoholwirkung charakteristische Drang zu sofortiger Betätigung. Man fühlt eine Zunahme der Selbstbeherrschung, fühlt sich lebenskräftiger und leistungsfähiger; aber wenn man arbeitet, vermißt man auch das durch Alkohol, Tee oder Kaffee hervorgerufene edle Exzitationsgefühl und die Steigerung der geistigen Kräfte. Man ist einfach normal und hat Mühe, sich zu glauben, daß man unter irgendwelchen Einwirkungen steht." An anderer Stelle: „Es macht den Eindruck, als ob die Cocainstimmung bei solchen Dosen hervorgebracht würde nicht so sehr durch direkte Erregung als durch den Wegfall deprimierender Elemente des Allgemeingefühls." Weiter würden durch Cocain Hunger und Schlafbedürfnis weitgehendst reduziert. Durchaus kein Verlangen nach weiterem Cocaingebrauch träte nach der ersten oder wiederholten Zufuhr ein, vielmehr eine gewisse nicht motivierte Abneigung gegen das Mittel, was er an sich selbst und anderen urteilsfähigen Beobachtern erfahren habe.

III.

Mit der Auffindung des Alkaloids hatte man auch die Möglichkeit einer bequemeren Handhabung und beliebigen Dosierung der wohltuenden Wirkung der Coca gewonnen. Alsbald begann man die euphorisierende Eigenschaft des Cocains auszuprobieren und zwar dort, wo eine Euphorisierung von Nutzen schien, bei verstimmten Geisteskranken. Cocain ward so eine Zeitlang ein symptomatisches Heilmittel für alle möglichen nervösen und psychischen Erkrankungen.

1882 berichten *Morselli* und *Buccola*[63]) von den vortrefflichen Resultaten bei einigen Geisteskranken, besonders von deutlichen Besserungen melancholischer Zustände. 1886 empfiehlt *Baudy*[6]) Cocain als promptes Mittel bei dem hartnäckigen Erbrechen der Schwangeren und Hysterischen, ebenso bei Gehirn- und Rückenmarksanämien, bei Spinalirritation und Neurasthenie und beim Froststadium des Intermittens durch Herbeiführung des Gefühls der Wärme, preist es bei Chorea gravior, in der Rekonvaleszenz von langen erschöpfenden Krankheiten und verspricht ihm eine große Zukunft bei der Heilung von Geisteskranken. Im selben Jahre untersuchte *Blomberg*[13]) die vielfach gepriesene günstige Wirkung bei Seekrankheit und kommt allerdings zu einem negativen Resultat.

Freud empfahl dann in seiner Veröffentlichung „Über Coca" 1884 nach dem Vorbilde des amerikanischen Arztes *W. H. Bentley* (1878) Cocain als Antagonisten der Morphiumabstinenz und führte es mit diesem Zweck in seine Klinik ein. Die „Wiener Methode" wurde alsbald die Modetherapie der Morphiumentziehung.

„Es schien die Wirkung des Morphiums vollkommen aufzuheben und einen Abscheu vor Morphium und Alkohol zu erwecken", berichtet 1885 *Richter*[81]) in der Berliner Gesellschaft für Psychiatrie.

Bald aber erkannte man, daß man den Teufel mit Beelzebub austreiben wollte und wie aus dem wohltuenden Gebrauch ein Mißbrauch wurde.

Schon *Baudy*[6]) (1886) spricht trotz der Anpreisung dieses Mittels von der Gefahr einer eigenmächtigen Anwendung des Cocains durch den Patienten und von einem Cocainismus, der schlimmer sei als Morphinismus und Alkoholismus. Desgleichen warnt *E. C. Mann*[62]) vor fortgesetzter Anwendung wegen der Gefahr einer deletären Angewöhnung und empfiehlt Geheimhaltung vor dem Patienten, wenn er es auch bei der Morphiumentziehung, desgleichen bei Ischias, Dysemenorrhoe und Ovarialschmerzen für indiziert hält. Aber noch wurde bei einem 1886 von *Brower*[17]) berichteten Fall von Insanity from cocaine an der Spezifität der Psychose gezweifelt und an eine beginnende Paralyse gedacht.

Die verschiedenen Erfahrungen der Cocainanwendung sprachen sich aus auf der 59. Naturforscherversammlung 1886 auf Grund der Beobachtungen *Smidts*[90]), *Westphals*[109]) und *Jastrowitz'*[46]) zur allgemeinen Anerkennung einer Kombinationsintoxikation, eines *Morphio-Cocainismus*, der als schwere Halluzinose deliranter Art bedenklicher sei als der solitäre Morphinismus. *Haupt*[40]) und *Heimann*[41]) glaubten auch schon an einen *reinen Cocainismus* unter dem Bilde einer gewöhnlichen Paranoia hallucinatoria, die durch längeren oder kürzeren, internen wie subcutanen Gebrauch von Cocain sowie durch den Genuß von Cocablättern hervorgerufen werde. Ein Jahr später erschien *Erlenmeyers*[28]) Monographie über den Morphinismus, in der er der Cocainbehandlung ein eigenes Kapitel widmete. Nicht scharf genug kann der Autor hier die eingerissene Methode der Morphinismusbehandlung verurteilen: Cocain sei kein Gegengift, sondern ein minderwertiges Substituens, er verlangt von den Staatsbehörden ein Verbot der Cocainanwendung. Klar und ausführlich schildert er die Symptome der Cocainpsychose, wie sie später allgemein beobachtet wurden. Kritischer wurde man nun dem so enthusiastisch aufgenommenen Cocain gegenüber, strenger unter diesen Mahnungen von *Erlenmeyer, Heimann* und *Thomsen*[102]) in der Indikation bei der Morphiumentziehung. Auch bei Geisteskrankheiten, wo es vordem noch so günstige Resultate hatte, mußte *Heimann*[113]) 1887 nur von Mißerfolgen berichten. Aber durch das einmalige Bekanntwerden des Cocains unter den Morphinisten war die bereits von *Wöhler* geahnte Sucht heraufbeschworen. Immer häufiger wurden die Beobachtungen und Berichte über Cocainintoxikationen, immer ausgeprägter das Bild einer eigenartigen Vergiftungspsychose mit charakteristischen haptischen Sinnestäuschungen und Veränderungen des Hautgefühls, den Subcutanempfindungen, die bereits 1887 *Erlenmeyer* und *Heimann*, 1888 *Obersteiner*[76]), 1890 *Saury*[86]) beschrieben, später *Magnan* als „Magnansches Zeichen der Cocainhalluzinose" zur Diagnose verwertete. Neben diesen Psychosen des chronischen Cocainismus wurden immer mehr auch *akute* Vergiftungssymptome beim Menschen beobachtet.

1886 berichtet *Feinberg*[30]) über unsicheren, schwankenden Gang und Unmöglichkeit zu gehen, *Haupt*[40]) über krampfartige Paroxysmen, *Schnyder*[96]) über verschiedene nervöse Symptome des Gefäßapparates und *Déjerine*[26]) 1888 über einen Kollaps mit starker, allgemeiner Muskelstarre, Puls- und Atembeschleunigung, vollständige Hautanästhesie und Bewußtlosigkeit.

Von den Wirkungen der ersten Spritze heißt es meist, daß sie ein Gefühl von Wohlbehagen und Kraft mache.

Unangenehme, überhaupt irgendwelche besonderen Erscheinungen konnte ein amerikanischer Arzt *Hammond*[38]), der sich selbst 18 Gran (= 1,17 g) Cocain injizierte, an sich selbst nicht feststellen, er meinte, die Gewöhnung an Cocain habe keine andere Bedeutung als die von Tee oder Kaffee, die Beispiele dafür beträfen nur Personen, die durch Morphinismus bereits ruiniert seien, er leugnet einen Cocainismus. So war auch *Obersteiner* der Ansicht, daß es sich in der *Ätiologie* des Cocainismus meist um Morphinisten handelte, daß die individuelle Empfindlichkeit dem Cocain gegenüber verschieden sei, auch die Zeit, nach der Erscheinungen auftreten, und daß es Menschen gäbe, bei denen es niemals zur Cocaineuphorie komme. Bei von *Chalmes da Costa*[22]) 1889 berichteten „four cases of cocaine delirium" waren es Potatoren, die nach einmaliger Harnröhrenanästhesierung durch Cocaininjektionen bis höchstens 0,075 g mit heftigen deliranten Zuständen reagierten; nach ihm ist bisher die kleinste Dosis mit Vergiftungserscheinungen 0,006 g gewesen, was für eine Idiosynkrasie spreche. Ähnlich sah *Brush*[18]) nach kurzer Inhalation einer 40 proz. Lösung mehrmals einen kurzdauernden Erregungszustand mit Rededrang.

Eine Zusammenstellung der bis 1890 beobachteten akuten Cocainvergiftungen gibt eine literarische Studie von *Mannheim*[63]); nach ihr soll jedes Alter gleichmäßig befallen werden, ebenso wie Geschlecht, Beruf, Konstitution, auch die Applikationsstelle nicht von erheblichem Einfluß seien. Schon nach Dosen von 0,004—0,005 g wurden Vergiftungserscheinungen beobachtet, Dosen zwischen 0,8—1,5 g wirkten meist letal. Im Durchschnitt beginnen die Erscheinungen nach 5—10 Minuten und dauern Minuten bis Monate, die dauernden Symptome sind meist nervöser und hysterischer Natur. Unter den Erscheinungen überwiegen bald die der Erregung, bald die der Lähmung; sie bieten die mannigfaltigsten nervösen Einzelsymptome, von den leichtesten bis zu den schwersten, wie sie allgemein bei Vergiftungen bekannt sind. Bei den tödlichen Fällen lag die Todesursache in Lähmungen der respiratorischen und vasomotorischen Zentren; die Sektion weist Hirnhyperämie ohne organische Veränderungen nach.

Ebenso mannigfaltig sind nach *de Morselli*[114]) die Symptome des reinen chronischen Cocainismus; da sie alle Formen von Psychosen darbieten können, kommt er zu dem Schluß, daß das Individuum selbst bei der Verschiedenheit der Psychosen eine Rolle spielt.

So war man bereits Ende der 80er Jahre der Befangenheit und Einseitigkeit der Cocainerfahrungen entrückt; immer stiller wurde es in der Literatur über das Alkaloid, so daß 1911 *Higier*[42]) wieder an einem sporadischen Fall von chronischem Cocainismus die Symptome eines halluzinatorischen Cocaindeliriums der wissenschaftlichen Welt ins Gedächtnis zurückrufen mußte; dabei hebt er noch besonders die Tatsache hervor, daß die akute Cocainvergiftung absolut nichts mit der chronischen zu tun habe und daß beide verschiedene Vorgänge im Bereich des Zentralnervensystems seien.

Eine neue Cocainepoche nimmt kurz vor Beginn des Krieges ihren Anfang und beschäftigte lebhaft damals die Tagespresse. Da trat mit epidemischer Wucht auf noch unbekanntem Wege eine neue Sucht mit unheimlicher Infektiosität auf, der *Schnupfcocainismus*. Der Herd dieses neuen Lasters saß tief im verschlungenen, von Lust und Leid verknoteten Gewebe der Demimonde und Bohème des Montmartre und in den dunkeln Winkeln des Studentenviertels Quartier Latin. Von hier verbreitete sich die Sucht mit embolischer Wirksamkeit über die verschiedensten Länder aus, über England, Amerika, Rußland und von hier durch die Kontagiosität der Nachkriegszeit nach Wien und Berlin. Tagespresse, Wissenschaft und Staat mußten sich mit dieser Kulturerscheinung aufs neue beschäftigen. Eigene Komitees und Bekämpfungsausschüsse entstanden in den Ministerien, man verlangte internationale Reglementierung [*Courtois-Suffit* et *Giroux*[24])] und Verbot der Cocainproduktion [*Straub*[100])], die strengsten Gesetze erließ Frankreich, mit dem Erfolg, daß sich das Laster nur mehr in seine Höhle verkroch und noch weniger zu ergreifen war.

Reichlich war jetzt Gelegenheit, nach der Zeit der Abgestandenheit mit klarerem Blick und kritischer Erfahrung die Wirkungen des Cocains und besonders die Faktoren des Cocainismus kennen zu lernen. Nicht mehr die Physiologie der Giftwirkung interessierte, sondern ,,ihre Psychologie nach ihren individuellen und milieubedingten Differenzen". Anregungen und Beiträge lieferten hier als Früchte intimster Beschäftigung und langjähriger Beobachtung die Arbeiten von *Joel, Fränkel, Levin*[60]), *Pulay*[79]) und *Briand* und *Vinchon*[50]).

IV.

Wenn so bald der Blick auf das Psychische bei der Cocainwirkung frei und möglich war, so hatte die **physiologisch-experimentelle** Erforschung der Giftwirkung hierzu die Wege geebnet.

Wohl einer der ersten, der dahingehende umfassende Versuche veröffentlichte, war *von Anrep*[1]) im Jahre 1880; er experimentierte an Kalt- und Warmblütern und studierte die örtliche und die allgemeine Wirkung des Cocains und analysierte letztere in die Einwirkung auf die einzelnen Organe und Systeme. Nach ihm ist die Wirkung des Cocains besonders auf das Zentralnervensystem gerichtet, wo es bei Warmblütern in erster Linie stark erregend auf die psychomotorischen Zentren wirkt, schließlich aber die sämtlichen Nervenzentren in ihrer Tätigkeit schwächt. 1884 konnte *Laborde*[54]) nach Versuchen an Kaninchen und Hunden feststellen, daß Cocaininjektionen fast immer eine allgemeine Analgesie herbeiführen, daß aber vor jeder anderen Erscheinung eine Periode gesteigerter Erregbarkeit oder epileptiformer Konvulsionen auftrete. *Feinberg*[30]) berichtet 1886 aus seinen Experimenten an Tieren von eigenartigen, ataktischen und Koordinationsstörungen und meint, Cocain, ins Blut übergegangen, übe seine eigentümliche, sensibilitätsvermindernde Wirkung auf die sensiblen muskelgefühlleitenden Bahnen der Haubenganglien aus und versetze in größeren Dosen die motorischen Fasern derselben in Irritationszustand. 1887 teilte derselbe Autor[116]) weiter mit, daß die durch Cocain ausgelösten Krämpfe epileptiforme seien und von Bewußtseinsverlust begleitet, zudem unzweifelhaft *corticalen Ursprungs* und ausgelöst durch eine durch vasomotorischen Krampf hervorgerufene Hirnanämie.

Die Wirkungen, wie Protrusion der Bulbi, Eröffnung der Lidspalten, Erweiterung der Pupillen, eine allgemeine Gefäßverengerung, Beschleunigung der Herztätigkeit beobachtete genauer 1887 *Durdufi*[27]) auf Grund seiner Experimente mit intravenösen Injektionen an Hunden und Kaninchen und 1893 erklärte sie *Laqueur*[57]) als Symptome von Sympathicuserregung. *Langlois*[56]) und *Richet* verwendeten Cocain als Krampfgift bei Versuchstieren, um Krämpfe zu studieren, und stellten fest, daß Cocain in niedriger Dosis leichte motorische Agitation, bei höherer Dosierung völlige Ruhe, bei noch stärkerer Gabe heftige Agitation, Steigerung der Körpertemperatur, dann klonische, oft tonisch-klonische Anfälle hervorrufe.

1891 hebt *Mosso*[71]) aus den interessanten Ergebnissen seiner Versuche besonders zwei Tatsachen hervor: 1. daß Cocain auch motorische Nerven lähme und 2. daß es wesentlich auf die Ganglienzellen des Rückenmarks einwirke, und widerlegt damit die bisherige Auffassung des Cocains als eines sensiblen Curare. Ebenso konnte er bei Versuchen an Tritonen beobachten, daß die Sensibilität nach der Motilität schwinde; die Muskulatur werde durch Cocain gleichfalls beeinflußt, und zwar steigern kleinere Gaben die Kontraktion, größere vermindern sie. Mittels Ergographen wies er dies auch beim Menschen nach bei peroraler Dosierung; bei intramuskulärer Injektion jedoch nahm die Arbeitsleistung ab, was er durch schnellere Aufnahme in den Blutkreislauf erklärt.

Die zahlreichen Versuche von *Tumas*[105]), *Carvallho* und *Aducco* über die *Veränderung der faradischen Rindenerregbarkeit* bei direkter Applikation einer Cocainlösung auf die motorische Zone hat *Belmondo*[8]) nachgeprüft und gefunden, daß schon das Aufträufeln einer 4—5proz. Lösung bei Hunden genügt, um die Erregbarkeit herabzusetzen; doch fiel ihm auf, daß weiteres Aufträufeln auch stärkerer Lösungen diese Erregbarkeitsherabsetzung nicht über eine bestimmte Grenze zu steigern vermag; hieraus schloß *Belmondo*, daß Cocain überhaupt nicht direkt auf die motorischen Rindenzellen wirke, sondern nur auf die sensiblen Elemente und das zentripetalleitende Fasernetz der Hirnrinde und das fortwährende Zuströmen von Reizen aus den sensiblen Zellen zu den motorischen zur Unterhaltung ihrer Erregbarkeit unterbinde; in Übereinstimmung hiermit gelang es ihm zuweilen, auch durch Aufträufeln auf die hinteren sensiblen Hirnrindenabschnitte die Erregbarkeit der motorischen Region herabzusetzen.

Die Bevorzugung der Rinde durch Cocain bei der Einwirkung auf das Cerebrum ist auch noch Bekenntnis der heutigen Pharmakologen. Ihre Anschauung über Cocain [*Poulson*[78]), *Meyer-Gottlieb*[67]), *Müller*[72])] geht dahin, daß Cocain auf das gesamte Nervensystem einwirke, und zwar je nach der Konzentration, erregend oder lähmend; die einzelnen Nervenelemente und Systeme haben verschiedene Empfänglichkeit; während lähmend Cocain elektiv auf die sensiblen Elemente wirke, sei für die anfängliche Erregung am empfindlichsten das Großhirn. Diese Affinität zur Hirnrinde folgern sie aus der experimentellen Erfahrung, daß bei Neugeborenen, solange die Rindenbahnen noch nicht funktionell entwickelt sind, die Cocainkrämpfe ausbleiben, ebenso bei großhirnexstirpierten Tieren, ein Schluß, der aber nur berechtigt ist in der Annahme, daß die Rinde nicht vielleicht bloß sekundär, mitbedingend, bei der Entstehung der Krämpfe beteiligt ist.

Die Vorstellung von der besonderen corticalen Wirkung des Cocains mochte 1918 wohl eine Reihe von Psychiatern wie *Wagner v. Jauregg*, *Jellineck*, *Levy*, *Pach* und *Buschau*[21]) geleitet haben, die im Tierexperiment krampfauslösende Eigenschaft des Cocains auch beim Menschen zu verwenden zur Differentialdiagnose von Epilepsie und Hysterie; man glaubte, in der Cocaininjektion ein Mittel zu besitzen, einen epileptischen Anfall auf künstliche Weise hervorzurufen und so die Hysteriker zu entlarven; die diesbezüglichen Versuche verstummten jedoch allmählich unter der Einsicht *Pandys*[77]), daß Cocain keine Epilepsie, sondern bloß einen epilepsieähnlichen Symptomenkomplex verursache, auch bei Gesunden.

V.

In der gesamten Literatur über Cocain, vom ersten Bekanntwerden der Coca, durch die Manifestationen des Cocainismus hindurch bis in die Lehrbücher der heutigen Pharmakologie und Psychiatrie, spielt die Euphorie, überhaupt die Psychopathologie der Cocainwirkung die Hauptrolle. Nicht allein vom Menschen ist sie bekannt, auch bei Tieren häufig beobachtet.

So berichtet *v. Anrep*[1]) aus seinen Tierversuchen: „... Man sieht, wie das seelische Befinden des Hundes ein anderes geworden ist. Mit der Furcht und Angst ist es vorbei; der Hund wird auf einmal wieder lustig und munter. Er freut sich, wie wenn er von einer großen Gefahr befreit ist, bellt lustig einige Male, läuft von einer Person zur anderen, springt an ihnen empor, beleckt sie und macht die charakteristischen Wedelbewegungen der Freude und Zuneigung — er zeigt die größte Behaglichkeit und Freundschaft zu seinem Herrn. — Diese Zeichen der Anhänglichkeit werden auf die exaltierteste Weise ausgedrückt. Alle Bewegungen, welche der Hund macht, sind so, wie er sie auch im normalen Zustand, bei äußeren zwingenden Anlässen, z. B. bei der Rückkehr seines lange entfernten Herrn, ausübt; nur werden sie ausgeführt mit einer ganz überraschenden Schnelligkeit, und die kleinste Bewegung wird vom Spiel großer Muskelgruppen begleitet..." Auch *Berger*[10]) beobachtete genauer eine psychische Alteration an einem Dachshund; er sah, wie dieser nach kleinen Cocaindosen lebhafte Visionen hatte, nach Fliegen fing, die nicht da waren und auch sonst das Bild einer schweren halluzinatorischen Erregung bot.

Berger war es dann auch, der, wahrscheinlich inauguriert durch eine Empfehlung des Äthylalkohols zur *Stuporlösung* durch *Obermeyer*[75]) 1874, eine Reihe von Versuchen eröffnete, die aufs neue die Cocainwirkung bei Geisteskranken probierten, aber nicht wie damals zu therapeutischen Zwecken, sondern mit pathogenetischem Interesse. Er selbst[10]) veröffentlichte auf Grund einer Beobachtung vor 25 Jahren 1921 seine Versuche an 11 katatonen Stuporen, denen er 0,02—0,05 g Cocain subcutan injizierte; er fand da bei 8 Fällen eine vorübergehende Aufhellung des psychischen Verhaltens der Patienten und eine unvollkommene Lösung des Stupors von vielleicht einer Stunde Dauer, indem hauptsächlich Sprach- und Ausdrucksbewegungen belebt wurden, so daß ihm ein Rapport mit den Kranken möglich war. Bei 2 Depressiven dagegen, denen er auch Cocain gab, fand er darin keine Änderung, nur eine leichte Verkürzung der Reaktionszeiten, besonders beim Rechnen. Die Annahme einer zentralmotorischen, auf die Stoffwechselvorgänge des Gehirns einwirkenden Erregung führten *Berger* zu der vielumstrittenen Theorie der Pathogenese des katatonen Stupors als Erklärung der Hemmung durch Verlangsamung der Dissimulationsprozesse der Rinde und der Zerfallstätigkeit der corticalen Biogene.

Becker, Mosler, Steck, von Bakody, Hinsen, Runge und *Fleck* haben dann die Versuche *Bergers* nachgeprüft, teils an schizophrenen Stuporen, teils an Hemmungszuständen anderer Genese. *Becker*[7]) erhielt bei 6 alten schizophrenen Fällen nur zweimal eine Aufhellung, gibt jedoch die Möglichkeit einer diagnostischen Bedeutung des Cocains durch solche Aufhellung von Stuporzuständen zu. *Mosler*[70]) fand bei 50 Katatonien nur in einem Falle eine deutliche Reaktion, hält im übrigen eine psychische Motivierung, wie es beispielsweise der Akt der Injektion sei, für die bisher berichteten Erfolge nicht für ausgeschlossen. *Steck*[98]) und *von Bakody*[4]) ist eine Stuporlösung bei Schizophrenen nie gelungen. *Hinsen*[43]) fand bei einigen Stuporfällen auf paralytischer und präseniler Basis, daß Cocain vorübergehend die psychische und sprachliche, weniger die motorische Hemmung löst, die übrigen Krankheitszeichen aber unverändert läßt, so daß z. B. die deprimierte Stimmung, die Sinnestäuschungen und Wahnideen bei nicht wesentlich beeinträchtigter Intelligenz unverändert fortbestanden; bei 2 stuporösen Senilen sah er keinerlei Wirkung; eine Erklärung vermag er nicht zu geben.

An einem größeren Material, an 34 Kranken, darunter stuporöse Schizophrene, Melancholiker, katatoniforme Paralytiker, Patienten mit Lues cerebri, Arteriosklerotiker, Metencephalitiker und anderen Stuporösen unklarer Genese hat *Fleck*[31]) unter Cocainwirkung interessante Einzelbeobachtungen gemacht, er fand mit Ausnahme einer paradoxen Wirkung bei einem Metencephalitiker überall eine psychomotorische zentrale Erregung, die sich besonders in einer Belebung der Sprachsphäre und der Ausdrucksbewegungen bemerkbar machte; die Affektsphäre würde im Gegensatz zu Gesunden durch Cocain im allgemeinen nicht berührt, nur zweimal trat eine euphorisierende Wirkung ein, während bei 10 anderen Kranken eher eine Verstärkung des depressorischen Affektes festzustellen war.

In allerletzter Zeit hat *Runge*[84]) Cocainversuche bei amyostatischem Symptomenkomplex unternommen und eine Verstärkung bzw. Entstehung des Tremors und vorübergehend eine Hebung des subjektiven Wohlbefindens, eine Steigerung der Aktivität und Spontaneität, eine Herabsetzung oder Beseitigung des intensiven Unlustgefühls, der motorischen Gebundenheit und zum Teil der Hypertonie gefunden.

Alle diese Versuche ergaben, wie dies auch *Berger* und *Fleck* betonen, daß Cocain keine qualitative, sondern nur eine quantitative Änderung der psychischen Vorgänge bewirke nach Art eines Katalysators, der nur beschleunigend in das Getriebe des Seelenlebens eingreife, ohne eigentlich qualitativ am Effekt teilzuhaben; die Verschiedenheit der Wirkungen erklärt sich nach *Fleck* aus der Wirkung individueller Faktoren teils der Persönlichkeit, teils des Krankheitszustandes.

Sich selbst hatte *Fleck* 0,1 g Cocain injiziert und danach ein leichtes, durchaus angenehmes, warmes Gefühl im ganzen Körper; fühlte sich behaglich, angeregt. Gleichzeitig trat ein leichter Rededrang auf. Die Wirkung klang in etwas über einer halben Stunde ab. Nach den interessanten Selbstschilderungen eines Cocainisten von *Mayer-Groß*[117]) „bildet unter den seelischen Erscheinungen der beschleunigte Gedankenablauf die Prodromalerscheinung der Vergiftung und setzt bereits nach den ersten 2 Minuten ein, er betrifft nicht so sehr die Vorstellungsbildung, als deren assoziative Verknüpfung. Die Empfindungen gleichen denen starker Coffeingaben. Der fühlbare Leistungszuwachs erzeugt indirekt ein gesteigertes Selbstbewußtsein; eine Art von Euphorie, die mit der Morphiumeuphorie ihrem Ursprung sowohl wie ihrem Wesen nach nichts gemein hat. — Bei Cocain geht das Wohlgefühl von dem Gedankenablauf aus, ein rasches, scharfes Denken — ein ausgesprochenes Bewußtsein leichten Funktionierens des Gedankenablaufs." Interessant ist, hier weiter zu lesen, wie aus der wachsenden Erregung, aus der inneren Unruhe heraus die Angst wird, die zusammen mit der Überempfindlichkeit der Sinnesorgane und der leichteren Assoziation zu Illusionen und weiter zu Halluzinationen führt. Aus einem Selbstbericht eines cocainsüchtigen Arztes unserer Anstalt geht mehr die affektive Beeinflussung, die Stimmungsänderung hervor: „Kaum ist die erste Einspritzung erfolgt, so durchströmt den Körper eine Rauschwelle höchster Beseligung, eine Welle von einer solchen Verzückung, daß keine Worte dieses Gefühl auszudrücken vermögen, ein beseligtes Gebundensein. — Alle Welt möchte der so Gebundene vor Wonne umarmen und er empfindet jetzt stärker und heftiger, was es mit dem Reigen des Lebendigen auf sich hat, das Bewußtsein ist verdoppelt und in diesem Augenblick erscheint ihm die Welt erst vollkommen."

Joel[48]) und *Fränkel* lassen auf die Frage, warum der Cocainist sein Gift nimmt, einige, die Intelligentesten, antworten: um sich jene beschwingte Stimmung, jenen hurtigen Gedankenlauf herzustellen, den sie in guten Stunden auch spontan haben. Nach ihnen kann diese Stimmung heiter, explosiv sein, der Gedankenablauf kann sich im Sinne einer mehr oder weniger flachen Wunscherfüllung bewegen, aber es gibt nicht wenige, die stiller, ernster, ja schwermütig werden und in dieser Stimmungslage ihre Befriedigung finden. Jener Schein der Unwirklichkeit, der dann über dem Gegenständlichen läge, jenes Hineinblicken in den Kern der Dinge ist bei einigen das, was immer wieder verlockt. Einen anderen wieder läßt *Joel* sagen: „Nach etwa 20 Minuten schwand alle Müdigkeit. Ein Empfinden, als ob neues Leben in meinen Körper drang. Herz und Puls schlugen sehr lebhaft. Vermeinte kaum Boden unter den Füßen zu haben, war heiter und guter Dinge."

Die Euphorie, wie sie bald mehr, bald weniger von der Cocainwirkung geäußert wird, ist nach *Kraepelin* nichts anderes als die normale Euphorie, wie sie jede raschere und erleichterte Betätigung unserer Kräfte zu begleiten pflegt. Und daß unter Cocain eine raschere Betätigung einzelner psychischer Funktionen eintritt, hat neben all den bisherigen Beobachtungen vor allem die systematische experimentell-psychologische Untersuchung *Langes*[55]) in den psychologischen Arbeiten von *Kraepelin* bestätigt.

„Danach führt Cocain, in kleinen medizinischen Dosen injiziert, eine ungemein starke motorische Erregung herbei, die auf jeden Fall alle anderen Wirkungen dieses Giftes weithin überragt; damit einher geht eine erhebliche Beeinträchtigung der Auffassung und eine Schädigung der höheren assoziativen Leistungen. Weniger hochstehende assoziative Leistungen (die äußeren Assoziationen) werden aber sicher nicht schwer geschädigt, vielleicht sogar erleichtert, wenn dabei auch die mit der Steigerung der zentralen motorischen Erregung verbundene größere Zugänglichkeit für Willensantriebe und eine anscheinend sichere Abschwächung der durch den Versuch herbeigeführten Ermüdungsgefühle eine nicht unbeträchtliche Rolle spielen dürfte. Aber auch die erleichterte geistige Arbeit wird in ihrer Qualität durch das Cocain geschädigt."

Zu demselben Resultat kommt *Aronowitsch*[2]), der 1924 die Ergebnisse seiner experimentell-psychologischen Studien über den Cocainismus veröffentlichte; er ließ von Gesunden und Süchtigen 0,25 g Cocain schnupfen und prüfte dann einige psychische Leistungen und stellte dabei fest, daß bei Gesunden und bei Gewöhnten die geistige Leistungsfähigkeit in der Quantität eine geringe Steigerung, in der Qualität eine Herabsetzung erfahre. Die Besserung der Leistungsfähigkeit bei den Gewöhnten erklärt er durch die Milderung und Nivellierung der Abstinenzerscheinungen infolge einer neuen Dosis Cocain. Die Auffassungsfähigkeit, die Gleichmäßigkeit der Übung und das Konzentrationsvermögen werden gleichfalls gestört.

VI.

Überblicken wir noch einmal all diese Angaben über die Allgemeinwirkung des Cocains, besonders über ihren Einfluß auf die Psyche, so sehen wir nichts Einheitliches, teils Widersprüche, teils Neues. Schon früh hat die Beobachtung der Ungleichheit der Wirkung auf einen Faktor geführt, der bei dieser variablen Reaktion nicht im stets gleichmäßigen Agens, sondern im komplizierten Reagens, im Individuum liegen muß. *Obersteiner* wies 1888 darauf hin, daß die individuelle Empfindlichkeit dem Cocain gegenüber verschieden sei, und *de Morselli* schloß aus der Mannigfaltigkeit der Cocainpsychosen, daß das Individuum selbst hierbei eine Rolle spiele. Daß nicht jeder auf Cocain mit Euphorie reagiere, war schon damals bekannt, noch mehr aber, daß nicht jeder, der mal

Cocain genommen hat, süchtig wird. Spielte nach den damaligen Anschauungen in der Ätiologie der Cocainsucht der Morphinismus noch eine Hauptrolle, so kam man allmählich im Streit der Meinungen zu der Einsicht, daß es überhaupt für das Süchtigwerden mit Narkotica einer besonderen individuellen Veranlagung, der Narkomanie, bedürfe. Diese war *Erlenmeyer* schon bekannt; er sprach von einer speziellen Prädisposition, von einer besonderen disharmonischen Charakterentwicklung bei Narkomanen. *Toporkoff*[104]) brachte 1904 zum ersten Male in einer besonderen Arbeit die Unterscheidung zwischen *Cocainisten* und *Cocainomanen* und beschrieb unter letzteren Menschen mit psychopathischer Konstitution. Die Bedeutung solch persönlicher Veranlagung läßt auch *Bumke*[20]) in seinem Lehrbuch sagen, daß die erste Spritze bereits bestimmend sei für das Schicksal der Narkomanen. Auch *Marx*[65]) findet, daß Cocainomanen nur Individuen mit einer bestimmten Disposition werden. Betreffs der Art der Disposition sagt *K. Schneider*[94]) in seinem Psychopathenbuch, daß es die unstet depressiven Persönlichkeiten sind, die meist zu Betäubungsmitteln wie Morphin und Cocain ihre Zuflucht nehmen. Nach *Schilder*[92]) u. a. bestehen enge Beziehungen zwischen Cocainismus und Homosexualität; Fälle hierzu lieferten *Hartmann*[39]), *Marx*[65]) und *Aschaffenburg*[3]), wobei ersterer glaubt, daß u. a. eine verstärkte homosexuelle Komponente einen dispositionellen Faktor zur Cocainsüchtigkeit abgebe, *Marx* unter der enthemmenden Einwirkung des Cocains eine Dissoziierung der Libido in ihre Komponenten, unter Überwiegen der homosexuellen, im Sinne *Freuds* annimmt, während *Aschaffenburg* für die Richtungsänderung in seinem Fall größtenteils die durch chronischen Cocaingebrauch bewirkte Impotenz und die in seinem Falle aufgetretenen, eigentümlichen perianalen Hautsensationen verantwortlich macht. *Joel* und *Fränkel*[49]) dagegen leugnen einen genetischen Zusammenhang von Homosexualität und Cocainismus.

Fleck betonte ausdrücklich in der Zusammenfassung seiner Cocainversuche bei Stuporösen die Wirksamkeit individueller Faktoren der Persönlichkeit einerseits, des Krankheitszustandes andererseits.

Der Einfluß des Milieus läßt sich schön an den feinen Unterschieden des modernen Schnupf-Cocainismus und des überholten Cocainspritzens verfolgen, hier als etwas Gewaltsames, als Prozedur und notwendiges Übel eines dunklen Dämons empfunden, dort als selbstverständliches Metier des ,,Koksens", als süße Passion zum ,,coco, idole universale" betrieben. *Joel*[48]) läßt einen Cocainisten seine Stellung zum Cocain so zusammenfassen, daß nur künstlerische Persönlichkeiten mit einer verfeinerten Konstitution ihm verfallen, während dem durchschnittlichen Bourgeois der Alkohol adäquat sei.

Nach *L. Verraeks*[106]) ,,Quelques aspects médicaux et psychologiques de la cocainomanie" von 1924 gibt es 4 Gruppen von Cocainisten: 1. die Intellektuellen,

Ästheten, Künstler, die von dem Gift eine Steigerung ihrer produktiven Leistungen erwarten; 2. die somatisch Kranken, die einerseits sich nur von dem Schmerz befreien, andererseits für berufliche, sportliche und andere Leistungen fähig machen wollen; 3. die Haltlosen, die irgendeinem unangenehmen Erlebnisse entfliehen wollen; 4. die Lasterhaften und Sinnlichen, die eine Steigerung ihrer Sexualität erreichen wollen, wie Prostituierte.

Die Narkomanie selbst hat in einer 1925 erschienenen Arbeit „Über die Konstitution der Narkomanen" *Serejski* eingeteilt in die genuine und die symptomatische; die genuine tritt konstitutionell bei einer affektlabilen Charakteranlage auf, während die symptomatische durch soziale Faktoren bedingt ist und als „kritischer" Cocainismus *Klemperers*[51]) eine negative Funktion der Psyche ist und auf Beseitigung ursprünglicher oder sekundärer Beschwerden gerichtet ist; der genuine Cocainomane dagegen setzt einen positiven Akt und verlangt ein Mehr an psychischem Gehalt.

VII.

Mehr noch als die Erforschung der psychopathologischen Wirkung des Cocains beansprucht Berücksichtigung der Individualität, jenes Problem, das man allgemein als Gewöhnung bezeichnet. Viel ist über dieses Problem, gerade der Cocaingewöhnung diskutiert worden, viele deutungsvolle, beziehungsreiche Theorien sind aufgestellt worden, aber immer wieder äfft das Resultat. Cocain macht keine Gewöhnung, lehrt die heutige Pharmakologie, Cocain ist gefährlich wegen der Gewöhnung, warnt noch immer die Psychiatrie und praktische Medizin. *Die sprachliche Weite des Wortes Gewöhnung und seine Begriffsunklarheit verdecken hier bei ungenauer Fragestellung zwei Probleme.* Ein physisches und ein psychisches Moment spielen hier ihre Rolle, bald alleinherrschend, bald sich gegenseitig bedingend, das eine rein pharmakologisch-biologisch faßbar, das andere psychologisch begründet. In pharmakologischem Sinne ist Gewöhnung eine zunehmende Verträglichkeit eines Giftes, das Unwirksamwerden wiederholter gleicher Gaben und die hierdurch bedingte Notwendigkeit der Dosissteigerung zur Erzielung des gleichen Effektes, eine Verschiebung der Reizschwelle und Wirksamkeitsgrenze bis zum Eintritt der minimalsten Reaktion.

Ein schönes Paradigma hierfür ist die Morphiumgewöhnung, wo bei Tier und Mensch und nach den 1912 veröffentlichten Untersuchungen von *Beresin* selbst an isolierten Organen, wie am Herzen, Wiederholung gleicher Morphiumdosen unwirksam bleibt.

Vielerlei Möglichkeiten gibt die Pharmakologie zur Erklärung dieser Tatsache. Die Gewöhnung kann beruhen 1. auf einer verminderten oder verlangsamten Resorption oder 2. auf einem stärkeren Abbau und einer schnelleren Zerstörung oder 3. auf einer rascheren Ausscheidung des Giftes. Von weiteren Theorien sei erwähnt die Antikörperbildung, die eine Blockierung und Bindung des Giftes im Sinne *Ehrlichs* annimmt, die aber nach dem negativen Ergebnis aller Versuche mit Vergiftetenserum als unwahrscheinlich gilt. Ähnliche Anschauung hat *Levin*; nach ihm beruht die Gewöhnung auf einer funktionellen Lähmung der Zelle: ihre

Reaktionsorgane oder Einrichtungen sind bei fortwährender Zuführung des Giftes dauernd beschlagnahmt, so daß bei langsamer Überdosierung, die nicht gleich das vegetative Leben der Zelle angreift, keine Reaktionseinrichtungen mehr zur Verfügung stehen, um eine entsprechende Reaktion darzustellen. Andererseits werden in der Entziehung die beschlagnahmten Organe wieder frei und reagieren dann zur Herbeiführung des früheren Gleichgewichtszustandes in umgekehrter Richtung.

Wie steht es nun tatsächlich mit der Cocaingewöhnung? Es sind Fälle in der Literatur bekannt [*Déjerine*[27]), *Higier*[42]), *Sollier*[88])], wo unglaubliche Dosen, bis zu 5 und 8 g, Cocain vertragen wurden; doch ist nicht erwiesen, ob hier viel geringere Dosen von gleicher Wirksamkeit und überhaupt wirksam waren. *Bucelli*[19]) hebt 1895 als besonders charakteristisch und differential-diagnostisch wichtig bei Cocainintoxikationen die außerordentlich schnelle Gewöhnung an das Mittel hervor, die bei einem berichteten Falle schon in wenigen Tagen eingetreten war und in dieser rapiden Weise beim Morphium niemals vorkomme. Nach den Untersuchungsberichten von *Fauser* und *Ottenstein*[29]) soll dies, wie auch die Tatsache der leichteren Abstinenzerscheinungen, auf einem verschiedenen chemisch-physikalischen Verhalten beider Stoffe beruhen:

Morphium zeigt eine mehr als 10fache Durchtrittsschnelligkeit durch eine künstliche Lipoidmembran als Cocain; es würde demnach länger dauern, bis Morphium zu einem dauernden Bestandteil des Zellinneren geworden ist und sein Austritt würde ein langsamer sein. Doch wäre auch der umgekehrte Schluß hier berechtigt und näherliegend, daß nämlich das überflüssige, vom Zellinneren nicht gebundene Morphium schneller und ungehinderter ein- und austreten könne.

Verständlicher ist hier die Annahme der heutigen Pharmakologen, daß die plötzliche Verträglichkeit hoher Cocaindosen für eine *natürliche Immunität* einzelner Individuen spräche, während andererseits die Reaktion mancher Menschen auf niedrige Dosen durch eine individuelle Überempfindlichkeit bedingt sei, wie ja auch sichere Idiosynkrasien [vgl. *Chalmes da Costa*[22]), *Brush*[18]), *Mannheim*[63]), *Leguen*[59])] zahlreich in der Literatur beschrieben sind.

Dafür spräche auch die Tatsache, daß es noch nicht gelungen ist, Tiere an Cocain zu gewöhnen.

Hierüber berichtet *Joachimoglu*[47]): *Ehrlich* hatte dies bereits 1890 an 300 Mäusen versucht, eine Gewöhnung aber nur bei wenigen und nur in geringem Grade erreicht. Vor 10 Jahren sind dann erneute, genaue Untersuchungen im Berliner Pharmakologischen Institut von *Grode* ausgeführt worden; auch hier verliefen im großen und ganzen die Versuche an Meerschweinchen, Kaninchen, Katzen und Hunden negativ; es trat sogar nach der Behandlung bei den Meerschweinchen, Katzen und Hunden eine gesteigerte Empfindlichkeit gegenüber Cocain ein, was der Autor auf eine mögliche Kumulativwirkung zurückführt.

Lassen wir noch den Cocainisten unseres Selbstberichtes sich darüber äußern: „Der Schwellenwert der Euphorie bleibt stets derselbe bei Cocain, d. h. mit 1,0 g Cocain erreicht der Cocainist stets die gleich starke Luststimmung, und wenn er es ein Jahr lang nimmt; er nimmt lediglich größere Dosen, um den Schwellenwert der Euphorie höher anzutreiben..."

Und wenn wir in der Literatur von einer Steigerung der Tagesdosen lesen, so ist diese wahrschenilich so zu deuten, daß das Verlangen nach dem schönen Rausch und damit die Einzeldosen häufiger wurden, und in dem Bestreben begründet, die Abstinenzsymptome, den Katzenjammer durch neue Gaben in einem Circulus vitiosus zu beseitigen. *Psychologisch ist somit hauptsächlich die Sucht begründet. Die zentrale Wirkung des Cocains ist der süß-berauschende Verführer, die conditio sine qua non des Cocainismus.*

VIII.

Wie erklärt sich, in der Zusammenfassung der bisherigen Literatur, die zentrale Wirkung? Wie ist ihre Pathogenese?

Die ungeheure Bedeutung der Individualität bei der Cocainwirkung, welche die Variabilität der Reaktion, die Widersprüche und den Mangel an Klarheit und Einheitlichkeit in der bisherigen gesamten Literatur über Cocain bedingt, weist darauf hin, daß bei der Cocainwirkung ein kompliziertes System im Spiele ist, das für die Individualität und Konstitution nach heutiger Anschauung von ausschlaggebender Bedeutung ist, nämlich das vegetative Nervensystem mit dem gesamten endokrinen Apparat. Daß Cocain auf die autonomen Nerven wirkt, beweisen zur Genüge die somatischen Vergiftungserscheinungen am Herzen, an der Atmung, den Gefäßen, der Pupille, den Drüsen usw. Die Ähnlichkeit dieser Erscheinungen mit dem Bilde des Basedow, einer sicheren endokrinen Intoxikation, ist schon aufgefallen. Von einer besonderen Einwirkung auf den Sympathicus spricht ein von *Tobias*[103]) und *Kroner* 1918 berichteter Fall von Cocainidiosynkrasie bei einem Patienten, der wegen ausgesprochener Sympathicusneurose in Behandlung war.

Neuerdings nimmt *Wuth*[113]) in seinem Problem des Morphinismus für die Gewöhnung an Morphium als Arbeitshypothese eine vorzugsweise Einwirkung auf das vegetative System, besonders auf dessen Tonus an; bei dem Synergismus von Morphinismus und Cocainismus z. B. in der Morphiumabstinenz ist eine Analogie der Cocainwirkung nicht von der Hand zu weisen.

Berücksichtigt man, daß bei der Gleichzeitigkeit des Auftretens der Symptome an den verschiedensten autonom innervierten Organen die Wirkung nur eine zentrale sein kann und daß das Zentrum des vegetativen Systems nach dem heutigen Stande der Forschung im Mittelhirn, in engster Beziehung zu den Stammganglien zu suchen ist, so sind Zweifel an der Lehre und bisherigen Anschauung der elektiven Rindenwirkung des Cocains berechtigt. *Runge*[84]) hat diesem Zweifel Ausdruck gegeben, indem er sagt, man müsse auch an die basalen Ganglien und ihre Umgebung denken. Zum Zustandekommen des Tremors bei den

Akinetisch-Hypertonischen in seinen Versuchen müßte man eben auch diese Ganglien in Betracht ziehen. Überblicken wir noch einmal all die Versuche der letzten Jahre über Stuporveränderungen durch Cocain, sehen ihre laute Ansprechbarkeit auf dieses Mittel hin und bedenken die moderne Theorie (*Kleist*)*) vom Sitz der Erkrankung zum Stupor im striären System, so läßt sich eine gewisse Affinität des Cocains zu diesem Hirnbereich nicht von der Hand weisen.

Noch mehr spricht dafür: *Rittershaus*[82]) berichtet über einen seltenen Fall von Cocainvergiftung, über Ausbruch von choreiformen Krämpfen bei einer Patientin mit einem hereditär geschwächten striären System, deren Vater als Kind an Chorea minor, Mutter an Paralysis agitans, 2 Mutterschwestern an Dementia praecox litten; mag man auch die Vorstellung eines locus minoris resistantiae zu Hilfe nehmen, eine Beziehung ist unverkennbar.

Daß die tieferen Gehirnteile bei der Cocainintoxikation nicht unbeteiligt bleiben, hat nach *Berger*[10]) schon *Binz* durch intracerebrale Temperaturmessungen festgestellt, indem er eine Erhöhung der Temperatur dort unter Cocaineinwirkung fand.

Neues Licht erhellt auch die Auffassung der psychischen Wirkung des Cocains, der berühmten Euphorie, Erregung, des beschleunigten Gedankenlaufs, der mangelnden Konzentration. Bisher wurde fast immer mit *Kraepelin* — verständlich bei der Autorität des großen Meisters — trotz der sonst gültigen Anerkennung der Priorität der Affekte im psychischen Geschehen die Cocaineuphorie als sekundäre Wirkung, als Folge der gesteigerten Leistungsfähigkeit beurteilt, wiewohl eine freudige Erregung mit Rede- und Bewegungsdrang auf Grund einer Euphorie ebenso verständlich ist. *Lange*[55]) allerdings hält die Euphorie für primär und das Leistungssteigerungsgefühl wesentlich durch sie bedingt. Einen primären Einfluß des Cocains auf das affektive Zentrum wäre verständlicher auch für die Verschiedenheit der Wirkung bei den einzelnen Individuen und für das Ausbleiben der Euphorie bei einigen, eben bei solchen, deren affektives Zentrum nicht so empfindlich, nicht labil ist. Affektive Labilität und Überwertigkeit der Gefühle ist doch auch typisch für die Psychopathen der Cocainomanen als Inklination zum Cocainismus; dem entspräche andererseits die statistische Erfahrung *Serejskis*[88]), daß Schizophrenie eine Immunität gegen Cocainismus darstelle, wenn wir mit *Wiersma*[111]) eine Abnahme des Gefühlswertes aller Bewußtseinskomplexe als die Grundstörung der Dementia praecox annehmen.

Bleuler[12]) betrachtet bei seiner „Lokalisation der Psyche" die emotionelle Komponente, „die Ergie, d. h. Affektivität, Triebe, Instinkt

---
*) Die Lokalisationstheorien der Schizophrenie sind zusammengestellt in einer jüngst erschienenen Arbeit von *Neustadt*[74]).

und Wille", als Hirnstammanteil der Persönlichkeit, demgemäß hätte eine Änderung in diesen Funktionen eine biologische Einwirkung irgendwelcher Art an diesem Orte zur Voraussetzung; eine negative Reaktion auf diesem Gebiete müßte andererseits eine Störung in diesem Gehirnbereich voraussetzen. So wurde ja auch tatsächlich bei den meisten Stuporösen *Flecks* eine Einwirkung auf die Affektsphäre durch Cocain nicht beobachtet.

Alles dieses berechtigt zu dem Schluß, daß die allgemeine, zentrale Cocainwirkung nicht allein in einer elektiven Rindenwirkung zu sehen ist, sondern auch auf einer, vielleicht sogar primären Beeinflussung der Stammganglien und überhaupt des Mittel- und Zwischenhirns beruht.

IX.

Wenden wir uns nun der lokalen Wirkungsweise des Cocains zu, so muß auffallen, wie relativ spät man sich dieser Eigenschaft praktisch bewußt wurde. Die Allgemeinwirkung des Cocains hatte ja alles Interesse auf sich gezogen. Zwar wies schon *Wöhler* bei der Prüfung des neuentdeckten Cocains darauf hin, daß auf die Zungennerven das Alkaloid die eigentümliche Wirkung ausübe, die Berührungsstelle wie betäubt, fast gefühllos zu machen.

Moréno und *Maiz*[68]) fragten sich 1868 schon, ob Cocain nicht als Lokalanästhetikum brauchbar sein sollte, ohne weiter darauf einzugehen. *Anrep*[1]) überzeugte sich, daß subcutane Injektionen Unempfindlichkeit und Pinseln der Zunge mit Cocain auch dort Gefühl- und Geschmacklosigkeit hervorbringe, und *Coupard* und *Borderau* stellten 1880 fest, daß Cocain im Auge von Tieren kompletten Verlust der Augenreflexe bewirke. *Laborde* fand 1884 nach subcutanen Injektionen bei Kaninchen eine vorübergehende allgemeine Analgesie.

Aber erst *Kollers*[52]) berühmte Veröffentlichung von 1884, daß er Augenoperationen mit Hilfe von Cocain schmerzlos ausgeführt habe, führte zur allgemeinen Anwendung des Cocains als örtlichen Betäubungsmittels und eröffneten das für die nachfolgenden Errungenschaften der Medizin nicht unbedeutende Zeitalter der Lokalanästhesie. Die technischen Auswertungen folgten bald. Die Infiltration der Haut unter Quaddelbildung führten 1889 *Reclus* und 1891 *Schleich* zur Infiltrationsanästhesie. An sie schlossen sich bald die Leitungsanästhesie von *Oberst* und *Hackenbruch* und 1906 *Biers* lumbale, dann die *sakrale* (*Chaletin*, *Läwen*), die *venöse* (*Bier*) und die *arterielle* (*Goyanes*) Anästhesie an. Gleichzeitig hatten die Augenheilkunde und die Oto-, Rhino-Laryngologie ihre Anästhesierungsverfahren ausgebaut. Letztere hat vielleicht gerade durch Cocain erst ihren Aufschwung erfahren, beginnend bei den ersten Cocainsprayapparaten von *Hodgkinson* und *Dunen*, führend über die Namen *Killian*, *Brüning*, *Körner*, *Denker*, *Uffenorde* [zit. nach *Loebell*[61])] bis zur heutigen Vervollkommnung dieses dankbaren Spezialgebietes, in dem jeder Eingriff heute schmerz- und reizlos vollzogen werden kann.

Wie kommt nun diese glänzende Anästhesie, die so ohne örtliche Nebenwirkungen verläuft, zustande?

In der ersten Zeit des Bekanntwerdens von Cocain hielt man dieses Alkaloid für ein sensibles Curare und glaubte an eine Analogie der Wirkung auf die sensiblen Nervenenden. *Mossos*[71]) ausgiebige Untersuchungen erbrachten dann den einwandfreien Beweis, daß Cocain auf die gesamte Nervensubstanz wirke und zwar je nach der Konzentration erregend oder lähmend, daß aber die verschiedenen Nervenelemente eine unterschiedliche Empfindlichkeit besäßen und elektiv die sensiblen Nerven nach vielleicht kurzer vorhergehender Erregung gelähmt würden. Daran änderten auch nichts *Gasiorowskis*[34]) Entdeckungen von charakteristischen Strukturveränderungen der Gandryschen Körperchen und Tastzellen, die nach dem Aufhören der Gefühllosigkeit wieder verschwinden.

Die verschiedene Affinität des Cocains zu den einzelnen Nervenelementen geht auch aus den Versuchen von *Wada*[108]) und *Sanos* hervor, die 1911 fanden, daß in vitro die einzelnen Nervenbestandteile verschiedenes Entgiftungsvermögen für Cocain besitzen, z. B. die weiße Substanz des Rückenmarks ein stärkeres als die graue. Doch ergab dies nichts für die Erklärung der anästhesierenden Wirkung.

Später wurde auch *Overton-Meyers* Theorie der Lipoidlöslichkeit der Narkotica herangezogen und auch eine Beziehung der Anästhetica hierzu gefunden.

Wesentlich näher jedoch kam man den Bedingungen der Anästhesie von chemischer Seite aus. Nachdem *Einhorn* (1898) die Konstitution des Cocains als Methylesterbenzoylekgonin gefunden hatte, untersuchte *Ehrlich* die einzelnen Radikale des Cocains wie Tropin, Ekgonin, Benzoylekgonin auf ihre Wirkungen und konnte zeigen, daß nicht das Vorhandensein bestimmter Radikale für die pharmakodynamische Wirkung des Cocains ausschlaggebend sei, sondern hauptsächlich das gegenseitige Verhältnis und die Stellung der Atomgruppen in dem komplizierten Molekül, seine stereochemische Struktur. Weiter aufgeklärt bis zur Synthese des Cocains hat diese Beziehungen *Willstätter*; auf seine Arbeit sei später eingegangen.

X.

Die ungeahnte Anwendungsbreite des Cocains als Lokalanästhetikum brachte es mit sich, daß das Anästhesierungsvermögen bald mit seiner Allgemeinwirkung kollidierte. Man suchte sie durch Anwendung der *Esmarch*schen Blutleere bei der Injektion, durch Adrenalinzusatz nach *Braun*[15]) oder durch Kombination mit anderen Mitteln auszuschalten. Aber Cocain behielt seine Giftigkeit. Bei der Unentbehrlichkeit der nun einmal eingeführten Lokalanästhesie mußte man sich nach Ersatzpräparaten umsehen. Möglich war dies aber erst durch *Ehrlichs* Aufklärung über den Zusammenhang von anästhesierender Wirkung, Giftigkeit und stereochemischer Struktur. Zahlreiche Ersatzpräparate sind nun unter Wahrung dieser stereochemischen Struktur aus den Radikalen des Cocains, seiner Ester- und Benzoylgruppe von der unermüdlich tätigen Industrie geliefert worden, von denen besonders

Orthoforme, Tropocain, β-Eucain, Holocain, Stovain, Novocain und Alypin genannt seien. Aber trotz der stets lobspendenden Aufnahme in die Medizin hat sich keines von ihnen als vollkommener Ersatz des Cocains bewährt. Teils besitzen sie eine mindere Wirksamkeit, nicht das Eindringungsvermögen von Cocain in die Gewebe und eignen sich darum nicht zur Schleimhautanästhesie, teils haben sie lokal schädigende Nebenwirkungen wie die Orthoforme, und vor allen Dingen entbehren sie der bei der Lokalanästhesie so willkommenen anämisierenden Fähigkeit des Cocains. Gehalten hat sich von den Lokalanästhetica bis heute nur das Novocain; doch eignet es sich nur zur Injektion, und hier hat es wegen seiner bedeutend geringeren Giftigkeit das Cocain fast verdrängt; in der Schleimhautanästhesie dagegen, die in der Hals-, Nasen- und Ohrenheilkunde das tägliche Brot ist, beherrscht heute noch Cocain souverän das Feld. *Und so besteht heute noch immer das Bedürfnis nach einem Schleimhautanästhetikum von der gleichen Tiefenwirkung des Cocains, aber minderer Giftigkeit; gesucht wird das Ideal von einem Universalästhetikum, das wie das alte Cocain gleich tauglich zur Infiltrations- und Oberflächenanästhesie ist, ohne die ominöse Allgemeinwirkung zu haben.*

XI.

Dieses Bedürfnis zu befriedigen und dem Ideal nahezukommen, beanspruchen seit einigen Jahren 2 neue Präparate, das Psicain von *Merck* und das Tutocain von *Bayer*. Der Prüfung der Allgemeinwirkung und Cocainähnlichkeit dieser Produkte ist der weitere Teil unserer Arbeit gewidmet.

Psicain ist ein Isomeres des Cocains. Es bedeutet die jüngste Frucht intensivster Forschung in der Struktur des Alkaloids. Nach jahrelangen Vorarbeiten auch anderer hervorragender Chemiker ist es *Willstätter*[112]) in dem wissenschaftlichen Laboratorium der Firma Merck gelungen, die Synthese des Cocains bis auf seine möglichen Isomere durchzuführen. In pharmakologisch-vergleichenden Untersuchungen hat *Goitlteb*[35]) dann gezeigt, wie die räumliche Anordnung das Anästhesierungsvermögen beeinflußt, daß z. B. von den Isomeren die Pseudoreihe mit ihrer Cis-trans-Stellung der Hydroxylgruppe eine wesentlich stärkere anästhesierende Fähigkeit hat. Weiter bewies er, wie die Giftigkeit abhängig ist von der optischen Aktivität, ausgehend von der Tatsache, daß optische Isomerie weitgehende Unterschiede in den Beziehungen zum Stoffwechsel und zur Entgiftung schafft und besondere Affinitäten und Reaktionsweisen mit gleichfalls optisch aktiven Stoffwechselfermenten bedingt.

Von den von *Willstätter* dargestellten Isomeren fand nun *Gottlieb*, daß die dextrogyre Verbindung stärkeres Anästhesierungsvermögen und weit geringere Giftigkeit als das gewöhnliche Blättercocain, das linksdrehende der Normalreihe, aufwies. Diese Psi-Base wurde dann 1922 als Psicain der Praxis übergeben.

In den verschiedensten Kliniken hat sich dieses neue Präparat in der Prüfung und vielfältiger Anwendung bewährt. Als Oberflächenanästhetikum für die Zwecke der Oto-, Rhino-, Laryngologie prüften es *Brodt*[16]) und *Kümmel*, in der Urologie *Voelcker*[107]) und als Infiltrations- und Oberflächenanästhetikum für die Augenheilkunde *Rumbaur*[83]). Alle halten es dem Cocain an Wirksamkeit und Ungiftigkeit für überlegen und führen mit *Gottlieb* die doppelt so starke Anästhesie, ihren schnelleren Eintritt wie andererseits kürzere Dauer und den Mangel an Allgemeinwirkung auf die schnellere Resorption und Verarbeitung im Gewebe zurück.

Beringer[11]) und *Wilmanns* prüften Psicain noch besonders auf seine zentrale Wirkung durch vergleichende Cocain- und Psicain-Injektionsversuche an normalen Menschen und beobachteten nach Psicain außer einem gelegentlich erwähnten Gefühl von Müdigkeit *keinerlei psychische Erscheinungen*, weder subjektiv noch objektiv, bei Personen, die auf Cocain mit den typischen Symptomen reagierten. Eingehender, analytisch hat *Graf*[36]) die Wirkung von Psicain studiert bei einem Fall von Cocainidiosynkrasie in einer vergleichend experimentell-psychologischen Untersuchung; er fand, ,,daß sich *die Wirkung des Cocains* auf die psychischen Leistungen *in den wesentlichen Zügen auch bei Psicain* findet (Herabsetzung der sensorischen, Steigerung der motorischen Vorgänge)." Charakteristische Unterschiede beständen nur darin, daß die Psicainwirkung stärker und flüchtiger sei, was mit der offenbar schnelleren Resorption und Entgiftung im Sinne *Gottliebs* zusammenhänge, und daß Psicain absolut ohne Einfluß auf das Allgemeinbefinden sei und *nicht die geringsten subjektiven Erscheinungen mache*.

Wesentlich anderer Genese ist *Tutocain*. Nachdem bedeutende Chemiker und Pharmakologen wie *Frommherz* u. a. bei ihren Arbeiten über die Zusammenhänge von chemischer Konstitution und pharmakologischer Wirkung gefunden hatten, daß unter gewissen Radikalen des Cocains den Derivaten des α-γ-Aminoalkohols das Maximum der anästhesierenden Wirkung zukommt, kam *Schulemann*[98]) im wissenschaftlichen Laboratorium der Farbwerke Bayer auf den Gedanken, eine bisher unbeachtete, als Zwischenproduktion bei der Herstellung von künstlichem Kautschuk verwandte Synthese von α-γ-Aminoalkohol zur Darstellung von Anästhetica zu verwenden, und fand unter ihnen als brauchbarste eine Verbindung, die jetzt unter dem Namen Tutocain im Handel ist und das salzsaure Salz des p-Aminobenzoyl-α-Dimethylamino-β-methyl-γ-butanols darstellt.

Nach *Schulemanns* exakten, vergleichenden Versuchen betragen die Grenzwerte des Anästhesierungsvermögens an der Kaninchencornea für Cocain $1/20\%$, für Tutocain $1/8\%$ und für Novocain 2%, wonach also Tutocain nicht so wirksam ist wie Cocain, dagegen Novocain bei weitem übertrifft. Infolge seines viel schnelleren Abbaues, der auch aus *Schulemanns* Leberdurchströmungsversuchen hervorgeht, reicht die Giftigkeit des Tutocains nicht im entferntesten an die des Cocains heran, sondern liegt etwa in der Mitte zwischen Novocain und Cocain.

In Praxis und Klinik hat Tutocain bis jetzt sich bestens bewährt. *Stüdemann*[101]) prüfte es in der Ophthalmologie bei den verschiedensten Augenoperationen, wo bisher nur Cocain verwandt wurde; er kam zu dem Ergebnis, daß Tutocain „ein dem Cocain fast gleichwertiges Präparat" sei und am Auge sogar weniger gewebsschädigend wirke als Cocain. Von seiner Oberflächenwirkung in der Oto-, Rhino-Laryngologie sagt *Czermak:* „Wenn es auch Cocain nicht erreiche, so ist es doch als Oberflächenanästhetikum brauchbar und wegen seiner bedeutend geringeren Giftigkeit zu empfehlen. Als Injektionsanästhetikum dagegen sei es das zur Zeit überlegenste, indem es alle Anforderungen in idealster Weise erfülle. Nach *Hirschs*[44]) eingehenden Untersuchungen läßt sich Tutocain sowohl als Oberflächen- wie auch als Injektionsanästhetikum verwenden; der anästhetische Wert ist höher als der aller änderen Lokalanästhetika. Zur Injektion ist Tutocain weiter von *Braun*[14]) an 1503 chirurgischen Operationen verwandt worden und konnte hier in vierfacher Verdünnung mit Novocain konkurrieren; bei 225 Operationen, darunter Laparatomien, benützte es *Haas*[37]) als „sicheres und in geringer Konzentration hochwirksames Lokalanästhetikum". *Wiedhopf*[110]) fand es im Quaddelversuch und bei Operation bei doppelter Anästhesierungskraft bedeutend ungiftiger noch als Novocain, und in der Zahnheilkunde untersuchten es *Schneider*[95]) und *Hoffmann*[45]) und empfehlen es als das zurzeit beste Anästhetikum; im jüngsten Zweig der örtlichen Betäubungskunst, in der Sakralanästhesie, bezeichnet e *Läwen*[58]) als einen wesentlichen Fortschritt auf diesem Gebiet; man könnte mit einer Tutocaindosis eine Sakralanästhesie erreichen, die mit Novocain nur unter Inkaufnahme gelegentlicher Allgemeinwirkungen herzustellen sei.

Eine besondere Prüfung der Giftigkeit und Allgemeinwirkung des Tutocains wie beim Psicain ist bis heute noch nicht vorgenommen worden. Wohl hat *Hirsch* zur Feststellung der psychischen Reizwirkung bei einer Reihe von Versuchspersonen bis 0,5 g Tutocain in 20proz. Lösung in die Nasenschleimhaut eingerieben, ohne daß die Versuchspersonen irgendwelche subjektiven oder objektiven Vergiftungserscheinungen gezeigt haben. Aus den bisherigen praktischen Erfahrungen über die Giftwirkung des Tutocains berichtet *Braun* von gelegentlichem Erbrechen und bei Lumbalanästhesie von gelegentlichen Kopfschmerzen, *Läwen* in einem Fall von Pulssteigerung und Schweißausbruch und *Schneider* von nicht stärkeren Nebenwirkungen als nach Novocain.

XII.

Nach langer Beschäftigung mit den Cocainproblemen haben wir es uns zur Aufgabe gemacht, die Allgemeinwirkung des Tutocanis im Vergleich mit der des Cocains und Psicains an einem größeren Menschenmaterial zu prüfen. Die Methode unseres Vorgehens war eine rein klinische und bestand in Beobachtung und Vergleich subjektiver und objektiver Allgemeinerscheinungen nach subcutanen Injektionen steriler, verschieden konzentrierter Lösungen der einzelnen Präparate. Eine eingehende Analyse und psychologische Lokalisierung der Wirkung muß einer vergleichend psychologisch-experimentellen Prüfung im Sinne *Kraepelins* vorbehalten bleiben. Uns kam es hauptsächlich darauf an, die Frage der Cocaingleichheit oder Ähnlichkeit in der Wirkung, d. h. die Frage der Rauschwirkung und Suchtmöglichkeit zu beantworten, ob überhaupt die neuen Anästhetica der Narkomanie tauglich sind und neues Nährmaterial bedeuten. Das Vorhandensein eines Rausches oder die geringste Änderung im subjektiven Befinden läßt sich nach unserer Ansicht besser phänomenologisch-deskriptiv, vom Gesamteindruck, vom subjektiven und objektiven Erleben her beurteilen als mit experimentell-psychologischen Methoden.

Zu den Versuchen wurden 30 teils gesunde (13), teils psychiatrisch behandelte (17) Personen herangezogen. Unter den Normalen hatten sich in dankenswerter Weise 11 Kollegen, größtenteils Psychiater, zur Verfügung gestellt. Die Verwendung von Patienten geschah nicht wahllos. Es befinden sich darunter Psychopathen (Morphinisten, Alkoholisten, Cocainisten), also Menschen, die von Hause aus infolge ihrer narkomanischen Konstitution ein guter Prüfstein sein sollten, und 2 Gruppen von Patienten, die besonderer Erwähnung bedürfen, einmal die Stuporösen und dann die Encephalitiker. Stuporen waren gewählt auf Grund der früher angeführten zahlreichen, an *Berger* anknüpfenden Arbeiten über die Wirkung von Cocain auf Stuporöse, um an der eventuellen Kontrastwirkung Stupor-Erregung einen deutlichen Indikator zu haben. Der gleiche Gedanke bewog uns bei der Heranziehung der Encephalitiker, damals ohne Kenntnis von den Beobachtungen *Runges*, wobei wir vorwiegend die akinetisch-hypertonische Form im Auge hatten. Beruht die Akinese hier auf einem Mangel an Antrieb, auf Willenshemmungen, so war anzunehmen, daß eine Cocainwirkung rein symptomatisch mit ihrem Bewegungsdrang, mit ihrer motorischen Erregung gerade der Willenssphäre eine Änderung bewirken müsse. Anders bei den Hyperkinetischen, hier mußte Cocain den Tremor verstärken. So schienen uns die Encephalitiker als Testobjekte besonders geeignet durch den Gegensatz Bewegungsarmut—Bewegungsdrang; auf den hierbei beobachteten therapeutischen Effekt sei später eingegangen.

Die Versuchsreihe bestand aus durchschnittlich 5 Injektionen von einmal Cocain, zweimal Psicain und zweimal Tutocain; möglichst zur gleichen Tageszeit und unter Berücksichtigung der persönlichen Disposition wurde gespritzt und mindestens eine Stunde lang hinterher beobachtet und protokolliert. Um unberechenbare psychische Beeinflussungen der Versuchspersonen zu vermeiden, wurde ihnen Name und Menge des zu injizierenden Präparates verheimlicht, sie selbst während der Beobachtungszeit vom Versuchsleiter unbehelligt gelassen und nicht durch Suggestivfragen beeinflußt. Psychogene, autosuggestive Faktoren glaubten wir durch gelegentliche indifferente Kochsalzspritzen feststellen oder dann ausschließen zu können, wenn auf die erste Injektion nicht die mindeste Reaktion erfolgte. Die Mengen der verwandten Präparate war verschieden: von Cocain 0,04—0,1 g, um eine möglichst deutliche, objektiv und subjektiv manifeste Reaktion zu erzielen; von Psicain wurde einmal die gleiche und dann die doppelte und vierfache Cocaindosis gegeben. Tutocain, das nach den Erwartungen harmloseste, spritzten wir in maximal gesättigter, d. h. 12,2proz., später 10proz. Lösung in einer vielfachen, zwei- bis sechsfachen Dosis des Cocains, also 0,08—0,25 g.

Im folgenden seien die genaueren Protokolle der einzelnen Beobachtungen wiedergegeben.

Fall 1. Dr. M., Psychiater, ein nüchterner, sachlicher Charakter von ebener gleichmäßiger Psyche, zeigte eine deutliche Reaktion auf 0,04 g Cocain. 15 Min. nach der Injektion erhob er sich plötzlich vom Ruhebett, auf das er sich vorher mit leichter Müdigkeit hingelegt hatte. Habe plötzlich seine Müdigkeit verloren empfinde das Bedürfnis, etwas zu tun. Ihm sei entschieden anders als sonst, „wie wenn er starken Kaffee getrunken hätte". Dabei geht er unstet auf und ab, setzt sich mal hier-, mal dorthin mit deutlicher Bewegungsunruhe. Redet dabei lebhafter als sonst, weitschweifig, und immer selbst das Wort ergreifend, „möchte dauernd dazwischenreden". Unangenehm empfindet er ein leichtes Herzklopfen und das Gefühl der Unruhe. Aussehen, Atmung und Blutdruck zeigen keine auffällige Änderung. Der Puls ist frequent, 100 in der Minute. Nach 50 Min. klingt die Wirkung ab, „werde wieder so müde wie vorher". Die Injektionen von NaCl und 0,08 g und 0,2 g Tutocain blieben ohne jede Wirkung. Nach 0,08 g Psicain glaubte er 1½ Stunden später im Kolleg eine erleichterte Auffassung feststellen zu können.

Fall 2. Dr. W. K., Psychiater. Exogenen Einwirkungen wie Nicotin, Alkohol, Kaffee, Strapazen gegenüber von zäher Natur, affektiv sehr beherrscht; mit feinem Empfindungsvermögen und reeller Objektivität; blieb auf Psicain und Tutocain hin ohne Reaktion außer einer leichten Blutdrucksenkung bei Tutocain. 20 Min. nach Injektion von 0,04 g Cocain äußert er, „es ist mir anders heute zumute als sonst"; es war ihm „einen Moment duselig mit einem vorübergehenden leichten Schleier vor den Augen". Im ganzen ist ihm, wie wenn er 3 Glas Bowle getrunken hätte, ohne aber dabei irgendwie benommen zu sein. Hat dabei „das Gefühl subjektiver Sprachstörung und lästiger Geschäftigkeit". Diese zeigt sich objektiv in momentaner hastiger Diensteifrigkeit, läuft mehrmals mit Akten unter dem Arm zum Büro. Dabei ist sein Gesichtsausdruck lebhaft und gespannt von imponierendem Berufsernst. Nach 50 Min. äußert er ein Gefühl von Schwere in den Beinen und zeigt Schweißausbruch an den Händen; dann ist ihm nichts mehr anzumerken. Der Blutdruck war nach 30 Min. von 100 auf 140 RR gestiegen, während die Pulszahl von 96 auf 78 gefallen war.

Fall 3. Dr. O., Psychiater. ein labiler Reaktionstyp. Trotzdem sprach er auf 0,04 g Cocain nicht in erwarteter Weise an, zeigte nur etwas Bewegungsunruhe und leichten Rededrang mit der Empfindung eigener Lebhaftigkeit. Deshalb wurde ihm am selben Tage nach 8 Stunden nochmals 0,07 g Cocain gegeben. Hierauf produzierte er nach 15 Minuten einen ausgesprochenen Rausch. Beginnt plötzlich ruhelos auf und ab zu gehen, lebhaft redend in steigernder Logorrhoe; umschweifend, stotternd, anstoßend, ohne einen Satz zu Ende zu reden und ohne jemand anders zu Worte kommen zu lassen. An subjektiven Empfindungen äußerte er anfangs ein unangenehmes Schweregefühl, dann: ,,Mir ist etwas schwummerig". Im Gespräch mit andern zeigte er erschwerte Auffassung und mangelnde Konzentrationsfähigkeit, aber alle diese Lücken verdeckend durch übertönenden Wortschwall von Wiederholungen und Umstandsworten; eine Gesprächspause füllt er einmal so aus: ,,Ja, sonst fällt mir ja gar nichts ein, jetzt aber noch viel weniger, viel weniger, ja...". Sein Gesichtsausdruck ist lebhaft mit weitem, suchendem Blick, übertroffen von zeitweisem Grimassieren und einigen ticartigen Zuckungen. Nach ca. 40 Minuten läßt die Lebhaftigkeit nach, er wird still und stiller und sitzt schließlich apathisch in einer Ecke, bald hohl ins Leere schauend, bald weltvergessen in sich versunken, dabei lebhaft, mürrisch, grimassierend bis zu schnauzkrampfähnlichen Bewegungen und schmollend an seinem Zigarrenstummel kauend. Dann beginnt er wieder spontan zu reden; wird wieder ruhiger, meint selbst, ,,es scheint vorbei zu sein", um nach 15 Minuten einen erneuten Schub von Bewegungsdrang zu äußern, der dann allmählich in die Norm übergeht. Nach Tutocain und Psicain wies er nicht die geringsten objektiven Symptome auf, nur subjektiv äußerte er nach 0,04 g Psicain und 0,12 g Tutocain ein dumpfes Gefühl im Kopf.

Fall 4. Dr. R. N., Psychiater, von gesetztem, ruhigem, selbstsicherem Wesen, psychiatrisch belesen. 10 Minuten nach Applikation von 0,04 g Cocain strahlend heiteres Aussehen, lächelt vergnügt aus weiten, erstaunten Augen. Bleibt ruhig im Sessel sitzen. Fühlt sich wohl, ,,als ob der Sessel ihm angemessen wäre". Empfindet deutlich die Schwere seines eigenen Körpers, sich selbst aber seelisch gehoben. Ein Gefühl von geschwundener Müdigkeit, von Sicherheit und Leichtigkeit. Glaubt sich körperlich leistungsfähiger; kann nicht entscheiden, was bei ihm sekundär ist, das Kraftgefühl auf Grund der Euphorie oder die Euphorie infolge gesteigerter Leistungsfähigkeit. Sieht alles viel klarer, ,,wie durch eine Lupe, wie mit einer leichten Makropsie". ,,Ich sitze hier ohne Körper, ich bin ganz Seele." Nach $^3/_4$ Stunden erklärt er, ,,die Höchstwirkung scheint vorbei zu sein, der Körper wird wieder leichter, die Seele kommt wieder runter". Objektiv wies er Rededrang mit Weitschweifigkeit und mangelnde Konzentrationsfähigkeit beim Versuch zu lesen auf. Tutocain 0,08 g und Psicain 0,04 g und 0,08 g blieben ohne jeden Einfluß auf subjektives Empfinden und objektives Verhalten. Dagegen wirkte 0,12 g Tutocain bei ihm subjektiv ausgesprochen unangenehm, objektiv an seinem stillen Unbehagen und mißmutigen Gesichtsausdruck wahrnehmbar. Nach 20 Minuten verspürte er ,,vermehrten Speichelfluß, ein unangenehmes, nauseaartiges Gefühl wie nach schlechtem Bier, als ob er sich in einem Dunst von Pfeifentabak befände", fühlte sich $^3/_4$ Stunde später noch benommen und gereizt, gar nicht wohl. Meinte, eine stärkere Dosis davon würde bei ihm Nausea machen.

Fall 5. Frl. Dr. St., Ärztin, pyknischer Habitus mit warmer Affektivität, leicht zugänglich. NaCl-Injektion ohne Reaktion. Erhielt 0,04 g Cocain. Nach 10 Minuten Hyperämie des Gesichtes. Beginnt sich erstaunt umzusehen und spricht lebhafter als sonst, aber mit gedämpfter, geheimnisvoller Stimme, ,,es ist mir, wie kurz vor dem Einschlafen — nicht wie nach Alkohol — ein angenehmes Gefühl; höre meine eigene Sprache gedämpft". Redet wortweise, umschweifend, in Bildern; spürt ein eigentümliches Druckgefühl am Halse, als ob sie durchatmen müßte. Beginnt auf dem Stuhl, auf dem sie bis jetzt noch saß, hin und her zu rücken und die Schultern zu bewegen, macht dauernd Kau- und Zungenbewegungen, als ob sie etwas zwischen den Zähnen hängen hätte. ,,Fühle mich deutlich motorisch erregt, etwas beunruhigt, aber nicht unangenehm." Die lebhafte Sprechweise steigert sich allmählich zum Rededrang mit Weitschweifigkeit und mangelnder Konzentrationsfähigkeit in unvollendeten Sätzen. Auch die Bewegungsunruhe nimmt jetzt nach 20 Minuten zu; sie erhebt sich langsam, wie versuchsweise, geht getragen, im Heldenschritt, auf und ab, tänzelt, schraubt kokett und geziert die Schultern, schlägt verzückt die glänzenden Augen mit den weiten Pupillen auf, redet dabei gestikulierend und leicht grimassierend: „Habe überhaupt kein Gefühl zur Welt, stehe allein da — habe keine Lust, mit anderen zu tanzen, möchte allein tanzen. — Gedanken drängen sich auf, die mich nicht interessieren — habe kolossale Geltungsbedürftigkeit — die Zeit kommt mir so kurz vor." Sie glaubt selbst, daß ihre Bewegungen komisch und affektiert sind. Nach $1^1/_2$ Stunden wird sie etwas ruhiger, um aber bald wieder erregter und lebhafter zu werden. Nach 2 Stunden glaubt sie, der Rausch sei vorüber. Bald darauf schlief sie vor Müdigkeit ein. Tutocain 0,12 g und Psicain 0,04 g vertrug sie ohne irgendwelche Symptome, nach 0,08 g Psicain äußerte sie geringe subjektive Erregung.

Fall 6. Dr. K., Arzt, von kräftigem Körperbau und ruhiger, vorsichtiger Art, reagierte auf 0,08 g Tutocain nach 20 Minuten mit Schwäche und Übelkeitsgefühlen und unangenehmen Sensationen; sitzt matt und niedergeschlagen da, mit leichter Blässe im Gesicht. Äußert, daß es nicht eine Wirkung wie nach Cocain sei, die er schon erlebt habe. War gegen weitere Injektionen abgeneigt.

Fall 7. Frl. Dr. G., Ärztin, von starker, kräftiger Körperkonstitution, zurückhaltend und gleichmütig in ihrem Wesen. Zeigte auf 0,05 g Cocain nichts objektiv Wahrnehmbares als nur ein heiteres Aussehen und unstetes Umherblicken. Subjektiv meinte sie eine leichte motorische Unruhe zu verspüren. Auf 0,07 g Cocain wieder unruhiges, erstauntes Umherblicken bei erweiterten Pupillen. Subjektiv leichtes Herzklopfen und nach $1^1/_2$ Stunden vorübergehendes Übelkeitsgefühl. Tutocain 0,12 g und 0,24 g und Psicain 0,08 g machten keine Reaktion.

Fall 8. Dr. W., Med.-Prakt., lang aufgeschossener, asthenischer Typus, lebhaft und leicht ansprechbare Natur. 5 Minuten nach Injektion von 0,05 g Cocain „allgemeines Gefühl von Leichtigkeit und Wohlbefinden". Lächelt vergnügt, strahlend heiter. Geht auf und ab, probiert die Leichtigkeit seiner Gelenke, „es fällt ihm schwer, ruhig zu stehen". Dabei leichter Rededrang, doch ohne Sprach- oder Satzstörung; hat das Gefühl des Schwebens — Herzklopfen — Unruhe — Rausch; empfindet ein undefinierbares Gefühl von Seligkeit, so von „übersteigertem Affekt, wie wenn man vor Freude heulen möchte". Die Wirkung blaßt nach mehrmaligem An- und Abschwellen nach einer halben Stunde deutlich ab und läßt nichts zurück. Injektionen von 0,08 g Tutocain und 0,04 g und 0,08 g Psicain waren ohne jede Reaktion. Dagegen machte 0,15 g Tutocain vorübergehendes Gefühl von Schwindel, das bei 0,27 g Tutocain ausgesprochener und mit Übelkeitsgefühl, Brechreiz, Flimmern vor den Augen, auftretend nach 10 Minuten, und objektiv mit Blässe verbunden war. Ebenso wurde ihm 15 Minuten nach Injektion von 0,16 g Psicain „vorübergehend etwas schwindelig".

Fall 9. Dr. E. H., Med.-Prakt., ein kleiner, aber zäher, gewandter Astheniker mit guter Alkoholverträglichkeit und leichter Stimmungslabilität. Merkte 15 Minuten nach Injektion von 0,05 g Cocain „eine Änderung, ein Gefühl von Gehobenheit, Leichtigkeit und Wohlbefinden". „Die Depression, die ich vorher hatte, ist verschwunden." Sein vorher etwas verdrießlicher, mißmutiger Gesichtsausdruck weicht gelassen-heiterem Aussehen, seine Wortkargheit einem leichten Rededrang. „Nach dem Gefühl der Leichtigkeit empfindet er körperliche Schwere und behagliche Ruhe, möchte immer sitzen bleiben." Vergleicht die Wirkung mit der nach 6—7 Glas Bier, aber ohne Benommenheit. Nach $^1/_2$ Stunde ist die

Anregung vorbei, er ist wieder wie immer, doch ohne gedrückte Stimmung. Auf 0,08 g und 2 × 0,16 g Psicain, sowie auf 0,1 g und 0,2 g Tutocain keine Reaktion.

Fall 10. Dr. K., Med.-Prakt., hagerer Astheniker, selbständiger, kritischer Charakter, reagierte auf 0,05 g Cocain nach 12 Minuten mit heiterem, gerötetem Gesicht und weiten Pupillen und Lebhaftigkeit seiner Rede, subjektiv mit Euphorie, ,,möchte immer in solcher Stimmung sein". Nach einer halben Stunde verblaßte die Wirkung. Nach Injektion von 0,12 g Tutocain, die wegen der äußerst dünnen Haut intramuskulär geschah, trat nach 5 Minuten eine 3 Stunden während Parese der Unterarmstrecker auf. Auf 0,16 g Psicoain keine Reaktion.

Fall 11. R. Schr., Kaufmann, affektlabiler, leicht erethischer, athletischer Typ, empfand nach 0,04 g Cocain nur ein Druckgefühl auf dem Magen und machte leichte Kaubewegungen. 0,05 g Cocain lösten bei ihm nach 15 Minuten plötzlich ein angenehmes Gefühl der Leichtigkeit aus. Beim Aufstehen jedoch merkte er eine Schwere in den Gliedern beim Gehen, ,,eine leichte, angenehme Müdigkeit". Dabei leichter Rededrang mit Weitschweifigkeit, duldete nicht, daß man ihm ins Wort fiel. Bekam einmal einen plötzlichen Bewegungsantrieb und versuchte den Parademarsch. Auffällig waren noch die häufigen schnalzenden Kaubewegungen. Nach 50 Minuten wieder normal. 0,08 g Psicain, in den Unterschenkel injiziert, löste einen Wadenkrampf aus, an dem er aber auch sonst häufiger litt. Die übrigen Injektionen, 0,06 g und 0,12 g Tutocain und 0,04 g Psicain blieben ohne Erfolg.

Fall 12. W. O., stud. theol., mit leichtem, noch in der Entwicklun befindlichem Körperbau, psychisch etwas labil, von mäßiger Toleranz gegen exogene Gifte, erhielt 0,06—0,12—0,16—0,25 g Tutocain an aufeinanderfolgenden Tagen ohne nachfolgende Wirkung, nur nach 0,25 g äußerte er leichtes vorübergehendes Übelkeitsgefühl. Nach 0,05 g Cocain einer 4 Tage alten Lösung o. B.; 0,1 g derselben Lösung machte nur leichtes Schwindelgefühl für ein paar Minuten. Dagegen reagierte er stark auf 0,1 g einer frischen Lösung. Nach 15 Minuten ,,ein vorübergehendes Gefühl von Leichtigkeit und Schweben, dann schwerer Kopf, Brechreiz, Ohnmachtsanwandlungen, hörte den Puls hämmern im Kopf". Objektiv starke Blässe, Bradypnoe, Tremor der Hände, frequenter (150 in der Min.), unregelmäßiger Puls. Nach 30 Minuten: ,,Mir wird besser, es kommt mal wieder so ein Stoß von Schwere, nimmt aber gleich wieder ab." Nach einer Stunde sind die Erscheinungen bis auf geringe Kopfschmerzen und Beklemmung auf der Brust geschwunden.

Fall 13. Pat. A. A., schwerer Morphinist, mit häufigen Rezidiven, damals seit 4 Wochen entzogen, bekam nur 0,08 g Tutocain und 0,04 g Psicain; entzog sich weiteren Versuchen durch Entweichen aus der Anstalt. Nur subjektive Angaben nach beiden Injektionen: ,,Druck über dem Magen, Rauchlust, Hitzegefühl am Kopf"; Psicain hält er für eine stärkere Lösung als das ihm bekannte Cocain.

Fall 14. Pat. H. P., Alkoholist, gutmütiger, leicht suggestibler Charakter. Auf NaCl, 0,04 und 0,08 g Psicain und 0,06 g Tutocain nicht die mindeste Reaktion. Nach 0,04 g Cocain nur subjektive Äußerung von leichtem Schwindelgefühl und später leichter Heiterkeit. Nach 0,12 g Tutocain ist ihm, als wenn er ein paar Kognak getrunken hätte, ,,ein wenig schwindelig". Blutdruck und Pulsmessung wiesen keine nennenswerten Differenzen auf.

Fall 15. Pat. Ad., geltungsbedürftiger Psychopath, zurzeit in Untersuchungshaft. Wurde nach 0,04 g Cocain etwas gesprächiger, erzählte, was er bei der Exploration nach seiner Aufnahme verheimlicht hatte, daß er schon mal Cocain genommen habe, 14 Tag lang. Spürte subjektiv etwas Herzklopfen, Beklemmung und Angstgefühl. NaCl, 0,06 g Tutocain, 0,04 g und 0,08 g Psicain machten subjektiv und objektiv keine Änderung. Nach 0,12 g Tutocain fühlt er sich „verändert". Ihm ist „stimmungsvoller, lebhafter, zum Träumen geneigt". Sitzt in sich versunken da. Nach einer Stunde ein „müdes Gefühl, am Abend stärkere Müdigkeit".

Fall 16. Pat. A. K., Morphinist und Cocainist, ein schwer verluderter, haltloser Psychopath, hatte nach allen Injektionen außer NaCl ein eigenartiges Gefühl auf der Zunge. 0,04 g Cocain machte ihn etwas lebhafter, doch ohne Bewegungs- oder Rededrang; subjektiv empfand er ein Gefühl der Erleichterung. Angeregter will er auch nach 0,04 g Psicain sein, während 0,08 g ihn o. B. läßt. 0,12 g Tutocain macht ihm ein „dumpfes Gefühl im Kopf".

Fall 17. Pat. W., vollkommener Stupor, unklar, ob katatoner oder hysterischer Genese, mit Katalepsie, absolut mutistisch. Stand wochenlang in starrer, steifer Haltung da mit stierem Blick, offenem Mund mit borkigen Lippen und Speichelfluß; war zu nichts zu bewegen. Nachdem er etwas freier in der Bewegung geworden war und man mit Mühe Befolgen einer Aufforderung erreichte, wurde ihm 0,07 g Cocain injiziert. 10 Minuten später beginnt sich seine Steifheit zu lösen, er nimmt natürlichere Haltung an, sein sonst maskenartiges Gesicht belebt sich mit einem strahlenden Lächeln. Anfangs knapp und leise, dann aber immer freier werdend, antwortet er jetzt auf alle Fragen besonnen und sinngemäß. Gibt als Ursache seiner psychischen Störung ein unglückliches Liebesverhältnis an; redet spontan von dem, was er im Leben durchgemacht habe; wagt sogar zu widersprechen. Fühlt sich „wohl und freier", besonders die Aussprache täte ihm wohl. Atmet mehrmals befreit auf. Gibt allerdings seine pathetische Haltung nicht ganz auf; spielt mit den Ärzten geschickt Skat, wobei er Gewinner ist. In seiner Rede keine Spur von schizophrener Inkohärenz oder affektiver Flachheit im Sinne der Hebephrenie. Seitdem ist Pat. zugänglicher, unterhält sich auch bei den weiteren Versuchen. Auf 0,2 g Tutocain hin ist keine objektive Veränderung wahrnehmbar. Pat. meint auf Befragen, daß die Glieder etwas leichter, elastischer wären. 0,1 g Psicain läßt ihn unverändert.

Fall 18. Pat. Kr., katatoner Stupor, vollkommen verschlossen, mutistisch, negativistisch, blieb auf 0,08 g Cocain, 0,2 g Tutocain und 0,1 g Psicain ohne Spur von Reaktion.

Fall 19. Pat. B., katatoner Stupor, gespannt, zeitweise erregt, reagierte nicht auf 0,05 g Cocain. Wird anderntags so erregt, daß er zu weiteren Versuchen nicht verwendbar ist.

Fall 20. Pat. Frau K., katatoner Stupor, mutistisch und kataleptisch. 5 Minuten nach Injektion von 0,1 g Cocain beginnt der Stupor sich zu lösen. Pat. wird lebhaft, redet auf einmal spontan, erst leise und unverständlich, dann immer lauter werdend zusammenhangloses Zeug, wird zusehends lebhafter in Sprache und Bewegung, grimassiert, maniriert, schreit schließlich in starker Erregung, die dann $1^1/_2$ Stunde anhält. Danach sinkt sie wieder in ihren Stupor zurück, bleibt aber, auch die nächsten Tage, noch ansprechbar. 0,16 g Psicain läßt sie etwas lebhafter sprechen, sonst aber ruhig. Nach 0,25 g Tutocain wird sie noch mürrischer, mehr ablehnend.

Fall 21. Pat. Frl. D., katatoner Stupor, reagiert nur schwer und mit inkohärenten, beziehungslosen Antworten auf Fragen. Zeigte nach 0,1 g Cocain im motorischen und sprachlichen Verhalten nicht die geringste Änderung. Somatisch war leicht beschleunigte Atmung und eine Pulserhöhung auf 132 zu beobachten. Injektion von 0,25 g Tutocain löste eine leichte motorische Unruhe aus. Stärker war die Reaktion auf 0,16 g Psicain; Pat. wurde bedeutend unruhiger, kramte im Bett herum, legte sich maniriert, umgekehrt hinein; nach einer halben Stunde wieder ruhiger.

Fall 22. Pat. Frau Fr., Postencephalitis, 27 Jahre alt, liegt mit Parkinsonismus sine agitatione zu Bett, bewegt sich kaum spontan, kann bei einfachem Zuhören in ihrer unartikulierten Sprache kaum verstanden werden; vertrug Scopolamin immer sehr schlecht. 7 Minuten nach Injektion von 0,05 g Cocain auffallende Änderung der Sprache; Pat. redet bedeutend deutlicher und klarer, so daß man sie gleich verstehen kann. In ihren Bewegungen, besonders beim Gehen, ist sie viel freier. Subjektiv fühlt sie keine Änderung. Denselben Eindruck der Sprachverbesserung macht sie nach 0,16 g Psicain. Dies empfindet sie aber subjektiv unangenehm mit Dumpfheit und Surren im Kopf, Erscheinungen, die nach einer halben Stunde vorüber sind. Ein ebenso dumpfes, leicht schwindliges Gefühl hat Pat. nach 0,25 g Tutocain, das aber hier nach 10 Minuten verschwindet und sonst keine Erscheinungen macht.

Fall 23. Pat. Frau M., 45 Jahre alt, Postencephalitis, in fast unbeweglicher Starre im Bett liegend, mit mäßigem Tremor der Hände, stets offenstehendem, stark speichelndem Mund und kaum verständlicher Sprache, hilflos, kann sich nicht allein aufrichten oder aus dem Bett erheben. 10 Minuten nach Einspritzung von 0,05 g Cocain wird der Tremor deutlich lebhafter. Mit auffallend besser verständlicher Sprache gibt sie auf die Frage nach ihrem Befinden an, daß es ihr besser ginge. Diese Spritze sei besser als die früheren (Scopolamin). Dann richtet sie sich allein im Bett auf und sagt spontan, etwas erstaunt: „Kann mich setzen", versucht ohne Hilfe zu trinken, was ihr wegen des Tremors nicht ganz gelingt, kommt allein aus dem Bett und legt sich, wenn auch langsam, ohne Unterstützung wieder hinein. 1½ Stunde später ist ihr das wieder unmöglich. Auch nach 0,25 g Tutocain macht sie den Eindruck wesentlicher Sprachverbesserung; hierbei ist objektiv ein Geringerwerden und vollständiges Verschwinden des Tremors zu beobachten, was sie selbst nach 15 Minuten mit den erfreuten Worten: „Das Zittern läßt nach" kundgibt. Psicain 0,16 g machte keine objektive Veränderung, obwohl Pat. auch hier glaubt, nicht mehr so stark zu zittern.

Fall 24. Pat. Frl. B., 24 Jahre, Postencephalitis mit leichter parkinsonistischer Haltung und Bewegungsarmut, mit leichtem Tremor des rechten Armes, arbeitsfähig, in der Schälküche beschäftigt. 5 Minuten nach 0,05 g Cocain starkes Zittern am ganzen Körper, besonders des rechten Armes. Pat. gibt an, sie könne sich besser bewegen, freier die Beine aufheben; befindet sich in sichtlich motorischer Unruhe, läuft umher. Nach 25 Minuten hört das Zittern auf, Pat. wird ruhiger, will sich aber immer besser und freier bewegen können. 0,16 g Psicain bleibt ohne Einwirkung. Auf 0,25 g Psicain läßt das Zittern des Armes etwas nach; sonst bleibt sie unverändert.

Fall 25. Pat. Frl. H., 27 Jahre, Postencephalitis, Parkinsonismus sine agitatione, mit trippelndem, leicht schlürfendem Gang. Fühlt sich nach 0,05 Cocain bedeutend wohler, was sie mit strahlenden Augen kundgibt. „Habe auch besser aufstehen und sich bewegen können." Objektiv ist eine schnellere Beweglichkeit festzustellen. Psicain 0,16 g läßt sie unverändert, ebenso 0,25 g Tutocain.

Fall 26. Pat. Frl. Sch., 22 Jahre, Postencephalitis, mit typischer parkinsonistischer, vornübergebeugter, bewegungsloser Haltung und stark ausgeprägter Amimie bei offenstehendem Mund, ohne Mitbewegung des Kopfes beim Umherblicken. Bekommt nach 0,16 g Psicain ein Angstgefühl, das bald vorübergeht. 0,05 g Cocain läßt sie auch sich besser bewegen, was sie auch subjektiv zugibt; sie kann den Mund schließen, läßt den Kopf, zwar langsam, den Augenbewegungen folgen. Dabei hat sie starke Angstgefühle, so daß sie weint und ab und zu seufzt. Nach 0,25 g Tutocain ohne Veränderung.

Fall 27. Pat. Pl., Postencephalitis sine agitatione, mit stets offenstehendem Mund und Zungenlähmung, mit starker Pro- und Retropulsion ohne eigene Bremskraft. Zeigt nach 0,05 g Cocain eine auffallende Besserung seiner ganzen Hal-

41*

tung und Beweglichkeit. Richtet sich aus seiner vornübergebeugten Haltung auf, vermag längere Zeit den Mund zu schließen, spricht bedeutend deutlicher, kann selbständig sein Vornüberschießen mit ein, zwei Schritten hemmen und nimmt, während er sonst hilflos hierin war, allein, ohne Unterstützung, sein Essen ein, eine Fähigkeit, die er seitdem behalten hat. Subjektiv fühlt er sich wesentlich besser, hält die Spritze für wirksamer als Scopolamin, bettelt die nächsten Tage immer wieder um das Mittel. Psicain 0,1 g und Tutocain 0,12 g machen keine auffallende Veränderung; werden beide angenehm empfunden.

Fall 28. Pat. E. K., Postencephalitis, in ziemlich hilflosem Zustand, mit starker Retro- und Propulsion in kleinen, schlürfenden Schritten, mit Palilalie und Tremor der Hände, mit vorübergehenden Zuständen von Augenmuskellähmungen und Blickstarre. 5 Minuten nach Injektion von 0,05 g Cocain erhebt er sich plötzlich strahlend-lächelnd vom Stuhl, geht umher mit bedeutend erleichtertem Gang, ohne zu schlürfen; zeigt keine Retro- und Propulsion mehr; die Sprache ist verständlicher bei zeitweisem Verschwinden der Palilalie, so daß er mit festen Worten, ohne Wiederholungen antworten kann. Dagegen besteht der Tremor unverändert fort. Die gleiche, aber schwächere Einwirkung auf seine Bewegungsfähigkeit machen 0,12 g Tutocain und 0,1 g Psicain. Bei Tutocain konnte man deutlich eine Verminderung und Beruhigung des Tremors beobachten. Auf Fragen gibt er an, daß er nach der Cocainspritze zwar besser gehen und sprechen könne, aber auch stärker zittere. Trotzdem möchte er lieber eine Cocainspritze. Psicain traf ihn gerade während eines Augenlähmungszustandes, der aber nach ca. 15 Minuten verschwand. Spontan bedankte sich Pat. für die Spritze Psicain, während sonst spontane Äußerungen bei ihm sehr selten sind.

Fall 29. Pat. F. Sch., Postencephalitis, mit häufigen vorübergehenden Zuständen von Augenmuskellähmungen. Wurde nach 0,05 g Cocain ängstlich unruhig, zeigte verstärkten Tremor. Nach einer halben Stunde wieder wie vorher. Nach 0,12 g Tutocain gab er an, aufgeregter zu sein und bekam einen Zustand von Blickstarre, wobei er stier und unbeweglich zu Boden schaute. Außerdem hatte er profusen Schweißausbruch am ganzen Körper. 0,1 g Psicain wieder hob einen solchen Lähmungszustand auf und wirkte subjektiv angenehm.

Fall 30. Verfasser selbst, der sich für ziemlich sensibel und leicht labil hält, machte auch an sich selbst alle Injektionen und ließ dann von einem Kollegen beobachten. 10 Minuten nach der Injektion spürte er plötzlich eine angenehme Leichtigkeit, eine Lust, sich zu bewegen. Versuche mit Federhanteln empfand er durchaus nicht als anstrengend. Fühlte sich in einem Animierzustand wie nach Alkohol, aber ohne Spur von Benommenheit oder Trübung, und gerade dies erfreute ihn. War, wie im Anfangsstadium des Alkoholrausches, zum Simulieren und Übertreiben aufgelegt. Versuchte, auf die Priorität der Euphorie oder der Leistungssteigerung zu achten, konnte aber nur feststellen, daß gehobene Stimmung und das Kraftgefühl gleichzeitig da waren. Sicher war ihm eine innere Unruhe und Erregung, die ihn nicht ruhig sitzen ließ und die er beim Abklingen der Euphorie als unangenehm empfand. Überhaupt unangenehm war an der ganzen Wirkung die kratzende Trockenheit im Halse, die ihn veranlaßte, dauernd an einem Zigarrenstummel zu kauen. Objektiv war protokolliert: Bewegungsdrang, Rededrang mit Weitschweifigkeit und Wiederholungen; lief stürmisch die Treppe hinunter, benahm sich ungenierter in fremder Umgebung, tanzte, spielte hastig Klavier, lief viel umher. Nach ungefähr einer halben Stunde wurde er ruhig, blieb sitzen, war wortkarg, apathisch und subjektiv müde. Hatte absolut keinen Hunger und Appetit, um nach 10stündiger Nüchternheit etwas zu essen. 0,8 und 0,16 g Psicain sowie 0,1 g Tutocain blieben ohne jeden Einfluß; nach 0,2 g Tutocain leichtes Schwindelgefühl mit Brechreiz.

XIII.

Fassen wir die Ergebnisse unserer Beobachtungen für jedes einzelne Präparat zusammen:

Cocainwirkung.

Die Mannigfaltigkeit in der ganzen Cocainliteratur spiegelt sich auch in unseren Versuchen wieder: kein einheitliches, für jeden Einzelfall passendes Bild läßt sich hier schildern.

Beachten wir zunächst die Wirkung auf die *Gesunden*. Hier läßt sich bei den meisten eine zentral-motorische Erregung nicht verhehlen. Aber wie diese ihren Ausdruck findet, entweder mehr oder weniger hemmungslos ausstrahlt oder innerlich gehalten wird, ist bei den einzelnen Persönlichkeiten verschieden; die psychische, von Konstitution und Konstellation bedingte Reaktion auf die rein katalysatorische Wirkung des Cocains gestaltet allein das Bild. Wie eine fast ins Komische gesteigerte Verstärkung der Charaktere und individuellen Anlagen erscheint uns die Wirkung, da wir die meisten Versuchspersonen aus persönlicher Bekanntschaft kennen. Die im allgemeinen geringe, flache, gedämpfte Reaktion von Vp. 1 und 2 ohne affektive Äußerung, doch mit schneller Umsetzung in praktisches Handeln stimmt vollkommen mit ihrem Charakter, dessen Oberton Beherrschung ist, überein. Schön produzierte sich, ahasverhaft ruhelos, der auch sonst unstete Dr. *O*. (3). Normaliter selbstsicher und gelassen, wurde Vp. 4 unter Cocaineinfluß zum heiteren Selbstgenießer. Interessant war die Wirkung im Fall 5, deren mehr als zweistündige Dauer — in der bisherigen Literatur noch nicht beobachtet — eine bemerkenswerte Verlängerung bedeutet; ihre Äußerungen erinnern stark an das von *Joel* beschriebene „zunehmende Gefallen an der eigenen Person". Die lebhafte, etwas schnellfertige, nicht nachhängerische Art von Vp. 8 kam auch in dem schnellen Ablauf der Cocainwirkung zum Ausdruck. Der Parademasch in Fall 11 war die einzige Äußerung von Bewegungsdrang bei dieser Vp., die 8 Jahre militärische Ausbildung in einer Kadettenanstalt hinter sich hatte. Alle diese Beispiele mögen zeigen, wie die Persönlichkeit selbst an der Cocainwirkung beteiligt ist. Es ist wie bei der Alkoholwirkung der Wegfall der Hemmungen oder ihr affektives Überhören, der Unterbewußtes hier an die Oberfläche bringt; so erzählt auch *Joel*, daß cocainsüchtige Einbrecher im Cocainrausch unvorsichtig ihre Taten ausplaudern.

Von den als typisch geltenden psychischen Symptomen Euphorie, Rededrang, Bewegungsdrang, boten die Gesunden alle mehr oder weniger etwas mit Ausnahme von 2 Fällen (7 und 12). Im ersten Fall lag es vielleicht an der kräftigen Körperkonstitution, für deren Reaktion die gegebene Dosis noch zu klein war, vielleicht an dem verschlossenen westfälischen Charakter, der sich schwerfällig äußert; im Fall 12 lag der andersartige Ausfall sicherlich an der Dosierung; und da ist es erstaunlich, wie schnell eine Cocainlösung an Wirksamkeit verliert. Die schwereren somatischen Erscheinungen und die Flüchtigkeit der psychischen Reaktion bei der Verabfolgung der frischen Lösung sind gewiß auf die Höhe der Dosis (0,1 g) zurückzuführen.

Im übrigen zeigen die Fälle alle ihre Eigenarten, die wir hier nicht wiederholen können. Hervorzuheben sind noch einige gemeinsame Besonderheiten. Bei mehreren ist ein eigentümliches *An- und Abschwellen der Wirkung*, ein Stärker- und Schwächerwerden zu beobachten. Worauf es beruht, läßt sich schwer sagen; schon *Anrep* hat es bei seinen Hunden beobachtet, ebenso *Moreno*. Vielleicht führt in der Phase des Bewegungsdranges die hierdurch bedingte schnellere Blutzirkulation eine schnellere Entgiftung herbei, die in der dann folgenden Beruhigung allmählich nachläßt und einer Kumulation Platz macht, die ihrerseits aufs neue zur Unruhe und Wirkungsverstärkung treibt. Auffallend sind ferner die häufigen Kaubewegungen, die bisher nur *Joel* und *Fränkel* vom Schnupfcocainismus berichten; sie beruhen wahrscheinlich wie auch dort auf der durch die Speicheldrüsenlähmungbedingten Trockenheit des Mundes und auf gewissen Sensationen (Taubsein, Pelzigsein) der Zunge.

Bei den *Stuporösen* sahen wir von 5 nur in 2 Fällen eine Reaktion. Interessant ist hier, wie sich unter Cocain der bisher in der Genese unklare Stupor als nicht katatoner, sondern hysteroider herausstellte. In der spontanen Erzählung eines unglücklichen Liebesverhältnisses dürfte wohl der hysterifizierende Komplex zu suchen sein. Daß der Patient heute wieder in seinen Stupor zurückgefallen ist, liegt wohl an der Unmöglichkeit eingehendster psychanalytischer Beschäftigung mit einem einzelnen Patienten auf der Aufnahmeabteilung einer größeren Anstalt. Wesentlich anders reagierte der klar schizophrene Stupor; hier wurde der Stupor zur Erregung, in der deutlich Schizophasie hervortrat. So dürften wir wohl mit *Becker* dem Cocain in solchen Fällen eine diagnostische Bedeutung zuerkennen und mit *Fleck* an die Möglichkeit glauben, ,,gelegentlich durch Cocain uns einen Einblick in die seelischen Erlebnisse der Kranken zu verschaffen''.

Verwunderlich ist, wie wenig die *Psychopathen* auf Cocain ansprachen, und doch wieder nicht zu verwundern, wenn man bedenkt, daß die gegebenen Dosen wahrscheinlich der narkomanischen Konstitution nicht adäquat waren und unter der gewohnten Reizschwelle lagen.

Erstaunlich aber waren die Wirkungen bei den *Encephalitikern*. Die Bewegungsarmut verringerte sich, die Starre ließ nach, die Spontaneität dagegen nahm zu. Lange nicht mehr ausgeführte Bewegungen vermochten einige (23, 27) zu vollführen. Eigene Willenshandlungen und Impulse drangen durch. Subjektiv empfanden die meisten eine außerordentliche Besserung ihres Befindens, sie zogen Cocain dem

Scopolamin vor. Andererseits wurde bei den Hyperkinetischen der Tremor vorübergehend verstärkt. Diese Beobachtungen stimmen durchaus mit denen *Runges* überein; sie sprechen, wie früher erörtert, für die Annahme einer Stammganglienbeeinflussung durch Cocain. Das Auftreten von Angstgefühlen in Fall 26 und 29 läßt sich mit *Fleck* so erklären, daß es den Pat. infolge mangelnden Antriebs an der Möglichkeit innerer Entladung fehlte.

Was nun den therapeutischen Effekt der Cocainwirkung bei den Encephalitikern angeht, so kann dies nicht vorsichtig genug beurteilt werden. Eine einmalige Injektion würde gewiß nichts schaden, wäre eventuell zu empfehlen; sie könnte durch das hervorgerufene Sichtbarwerden des Könnens mit Hilfe der Autosuggestion manche psychogene Einflüsse mit einem Male beseitigen, wie in unserem Fall 27, wo der Patient nach einer Cocainspritze sich überzeugte, daß er, der sonst immer gefüttert werden mußte, auch allein, ohne Unterstützung essen kann, und der heute so weit ist, daß er sogar andere füttert. Ebenso wäre bei einzelnen Gelegenheiten, wie Transport, Reise, Besuch eine einmalige Injektion indiziert. Eine dauernde Zuführung von Cocain dagegen dürfte nur schädlich sein, wegen der Gefahr des Cocainismus und der Depravation der Patienten. Gerade die Encephalitiker sind ja in der Durchführung ihres Willens so geschwächt, daß man sie nicht noch durch eine Leidenschaft willensschwächer machen sollte. Die Quengelei und Bettelei um eine Cocainspritze, die bei unseren Fällen schon begann, würde unausstehlich werden.

Die Psicainwirkung

war fast bei allen Gesunden ohne Spur von subjektiver oder objektiver Änderung. Vp. 3 äußerte nur ein dumpfes Gefühl, Vp. 8 nach 0,16 g (der vierfachen Dosis von Cocain) vorübergehendes Schwindelgefühl und Vp. 5 leichte subjektive Erregung. Bei 2 Stuporen (20 und 21) läßt sich eine leichte Erregung wahrnehmen, doch nicht vergleichbar mit der Cocainwirkung. Dagegen zeigte bei einigen Encephalitisfällen (22, 27, 28, 29) Psicaininjektion in hoher Dosis und Konzentration leichte, cocainähnliche erregende Wirkung (Wohlbefinden, Aufhebung von Starre, Zunahme der Spontaneität).

Die Tutocainwirkung

ergab in fast allen Versuchen ein negatives Resultat. Nur in hohen Dosen (0,2 g) und maximalster Konzentration machte sie in 11 Fällen schweren Kopf, leichte Benommenheit, vorübergehenden Schwindel. Daß in Fall 6 schon 0,04 g Tutocain unangenehm empfunden wurde, lag an momentaner persönlicher Indisposition. Bei den Encephalitikern hatte Tutocain in vielen Fällen geradezu entgegengesetzte Wirkung als Cocain. Wurde der Tremor durch Cocain verstärkt, so wurde er durch Tutocain sichtlich vermindert bis zum Aufhören (23, 24, 28); wurde andererseits durch Cocain und Psicain ein Zustand von Blickstarre aufgehoben, so trat er nach einer Tutocaininjektion ein (29) mit gleichzeitigem Schweißausbruch. Tutocain zeigte also manchmal in Dosen bis zu 0,25 g keine Wirkung, manchmal eine durchaus unangenehme, *dysphorische*, und nicht die mindeste Cocainähnlichkeit, eher eine konträre, *lähmende* Wirkung. Diese glaubt auch *Schulemann* auf Grund seiner Tierversuche annehmen zu müssen. Auch bei den nach den Literaturangaben in der Praxis verwandten Mengen (von *Läwen* 0,3—0,4 g in 1 proz. Lösung, von *Braun* 0,25—0,37 g in $^1/_8$ proz. Lösung) traten keine anderen Nebenerscheinungen auf als gelegentliches Erbrechen (nach *Läwen*), nicht die mindesten erregenden Einwirkungen auf die Psyche, die einen Vergleich mit Cocain aufkommen ließen.

Vergleichen wir zum Schluß zusammenfassend die Ergebnisse unserer Versuche und legen dabei die Literaturangaben der vergleichenden Prüfung der anästhetischen Wirksamkeit zugrunde, nach denen die Werte für die Infiltrationsanästhesie lauten: Psicain > Cocain > Tutocain, für die Oberflächenanästhesie nach *Copeland*[23]) Cocain : Tutocain : Psicain sich verhält wie $1 : {}^1/_3 : {}^1/_{16}$, so ergibt sich:

1. Cocain, das als zuverlässigstes Oberflächen- und Injektionsanästhetikum gilt, zeigte bei unseren Versuchen an 30 Personen verschiedenster Konstitution und Disposition in Dosen von 0,04—0,1 g eine deutliche Allgemeinwirkung, einen Rausch, der sich in einer mannigfaltigen, spezifischen Erregung euphorischer Färbung äußerte. Die Art dieser psychopathologischen Wirkung war deutlich abhängig von der individuellen Konstitution und psychischen Konstellation, die Intensität der Wirkung in den einzelnen Fällen verschieden; gar nicht sprachen an einige katatone Stuporöse, am wenigsten reagierten die Psychopathen, am empfindlichsten die Encephalitiker. Aus diesen Versuchen geht hervor, daß bei peripherer Anwendung von Cocain in diesen Dosen bei Gesunden jedesmal eine psychische Alteration positiver Art eintritt und damit die Möglichkeit psychischer Gewöhnung und der Sucht gegeben ist.

2. Psicain, das weniger zur Oberflächenanästhesie, aber ausgezeichnet, mit stärkerer Wirkung als Cocain zur Injektionsanästhesie brauchbar ist, blieb bei unseren Versuchen, selbst in sehr hoher praktisch nicht verwerteter Konzentration und Dosis ohne Wirkung. Nur bei dem empfindsamen Reagens der Encephalitiker zeigte es Zeichen einer flüchtigen, angedeuteten erregenden Wirkung, in der Spuren eines Rausches zu erkennen waren.

3. Tutocain, ein bisher gut bewährtes, zwar dem Cocain in der Tiefenwirkung unterlegenes, in der Schleimhautanästhesie dem Psicain überlegenes Oberflächen- wie Injektionsanästhetikum, ergab im allgemeinen in unseren Fällen keine besondere psychopathologische

Reaktion. Nur in hoher, auch hier praktisch nicht verwendeter Dosis, zeigte es mehrere Male Allgemeinerscheinungen wie Unwohlsein und Übelkeit, die ganz andersartiger Natur als die von Cocain sind, *nicht euphorisierend*, sondern *dysphorisierend* wirken.

So erscheinen uns nach unseren Ergebnissen Psicain und Tutocain als Anästhetika, die bei ihrer praktischen Anwendung nicht in der Lage sind, zur Gewöhnung und zur Sucht zu führen, die aber nach den Literaturangaben durchaus die Fähigkeit besitzen, Cocain in seiner peripheren Wirkung zu ersetzen. Damit ergibt sich die große Bedeutung dieser neuen Anästhetika.

Literaturverzeichnis.

[1] *v. Anrep:* Pflügers Arch. f. d. ges. Physiol. **21**. 1880. — [2] *Aronowitsch:* Zeitschr. f. d. ges. Neurol. u. Psychiatrie. — [3] *Aschaffenburg:* Dtsch. med. Wochenschr. 1925, Nr. 2, S. 55. — [4] *v. Bakody:* Jahrb. f. Psychiatrie u. Neurol. **42**, 280. — [5] *v. Bakody:* Dtsch. Zeitschr. f. Nervenheilk. **77**. Zit. bei *Fleck*. — [6] *Baudy:* Neurol. Zentralbl., Ref. 1886, S. 93. — [7] *Becker:* Psychiatr.-neurol. Wochenschr. 1921, Nr. 35/36. — [8] *Belmondo:* Neurol. Zentralbl. Ref. 1831, S. 240. — [10] *Berger:* Münch. med. Wochenschr. 1921, Nr. 15, S. 448. — [11] *Behringer* und *Willmanns:* Münch. med. Wochenschr. 1924, Nr. 26, S. 852. — [12] *Bleuler:* Allg. Zeitschr. f. Psychiatrie u. psychiatr.-gerichtl. Med. **80**. 1924. — [13] *Blomberg:* Neurol. Zentralbl. 1886, S. 264. — [14] *Braun:* Klin. Wochenschr. 1924, Nr. 17, S. 1730. — [15] *Braun:* Die Therapie der Gegenwart. Ref. 1904, S. 372. — [16] *Brodt* und *Kümmel:* Münch. med. Wochenschr. 1924, Nr. 26, S. 851. — [17] *Brower:* Neurol. Zentralbl., Ref. 1886, S. 210. — [18] *Brush:* Neurol. Zentralbl., Ref. 1889, S. 625. — [19] *Bucelli:* Neurol. Zentralbl., Ref. 1895, S. 572. — [20] *Bumke:* 2. Aufl. München: J. F. Bergmann 1924. — [21] *Buschan:* Neurol. Zentralbl., Ref. 1918, S. 331. — [22] *Chalmers de Costa:* Neurol. Zentralbl., Ref. 1883, S. 625. — [23] *Copeland:* Brit. med. journ. **41**, 3315. 1924. — [24] *Courtois-Suffit* et *Giroux:* Zentralbl. f. d. ges. Neurol. u. Psychiatrie, Ref. **35**. 1924. — [25] *Czermak:* Therapeut. Ber. Bayer & Cie. 1924, Nr. 4. — [26] *Dejerine:* Neurol. Zentralbl., Ref. 1888, S. 149. — [27] *Durdufi:* Neurol. Zentralbl., Ref. 1887, S. 203. — [28] *Erlenmeyer:* Berlin, Leipzig, Neuwied: Heuser 1887. — [29] *Fauser* und *Ottenstein:* Zentralbl. f. d. ges. Neurol. u. Psychiatrie, Ref. **37**. 1924. — [30] *Feinberg:* Neurol. Zentralbl., Ref. 1886, S. 227. — [31] *Fleck:* Zeitschrift f. d. ges. Neurol. u. Psychiatrie, Orig. **22**, 84. 1924. — [32] *Fränkel:* Zentralbl. f. d. g s. Neurol. u. Psychiatrie, Ref. **35**, 1924. — [33] *Frohnmüller:* Zit. bei *v. Anrep*. — [34] *Gasiorowski:* Neurol. Zentralbl., Ref. 1902, S. 756. — [35] *Gottlieb:* Münch. med. Wochenschr. 1924, Nr. 26, S. 850. — [36] *Graf:* Münch. med. Wochenschr. 1924, Nr. 41, S. 1433. — [37] *Haas:* Dtsch. med. Wochenschr. 1924, Nr. 43, S. 481. — [38] *Hammond:* Neurol. Zentralbl., Ref. 1887. S, 72. — [39] *Hartmann:* Zeitschr. f. d. ges. Neurol. u. Psychiatrie **35**, 79. 1925. — [40] *Haupt:* Neurol. Zentralbl., Ref. 1886, S. 452. — [41] *Heimann:* Neurol. Zentralbl., Ref. 1886, S. 452. — [42] *Higier:* Münch. med. Wochenschr. 1911, Nr. 10, S. 503. — [43] *Hinsen:* Zeitschr. f. d. ges. Neurol. u. Psychiatrie **74**, 602. 1922. — [44] *Hirsch:* Dtsch. med. Wochenschrift 1924, Nr. 45, S. 1540. — [45] *Hoffmann:* Therapeut. Ber. Bayer & Cie. 1924, Nr. 3. — [46] *Jastrowitz:* Neurol. Zentralbl., Ref. 1886, S. 452. — [47] *Joachimoglu:* Med. Klinik, Ref. 1923, Nr. 8, S. 259. — [48] *Joel:* Therapie d. Gegenw. 1922, Nr. 7, S. 247. — [49] *Joel* und *Frankel:* Dtsch. med. Wochenschr. 1925, Nr. 38, S. 1562. — [50] *Kauffmann:* Allgem. Zeitschr. f. Psychiatrie u. psychiatr.-gerichtl. Med. **80**, 391. 1924. — [51] *Klemperer:* Med. Klinik, Ref. 1923, Nr. 8, S. 259. — [52] *Koller:*

Wien. med. Wochenschr. 1924, Nr. 44, S. 2307. — [53] *Kraepelin:* Jena: Fischer 1892. — [54] *Laborde:* Neurol. Zentralbl., Ref. 1885, S. 24. — [55] *Lange:* Psychol. Arb. von *Kraepelin* 7. 1921. — [56] *Langlois* et *Richet:* Neurol. Zentralbl., Ref. 1883, S. 583. — [57] *Laqueur:* Neurol. Zentralbl., Ref. 1893, S. 465. — [58] *Läwen:* Zentralbl. f. Chir. 1924, Nr. 19, S. 1000. — [59] *Leguen:* Presse m§d. 1924, Nr. 65, S. 674. — [60] *Lewin:* Berlin: Stilke 1924. — [62] *Loebell:* Zeitschr. f. Hals-, Nasen- u. Ohrenheilk. 10. 1924. — [62] *Mann:* Neurol. Zentralbl., Ref. 1886, S. 210. — [63] *Mannheim:* Neurol. Zentralbl., Ref. 1891, S. 253. — [64] *Marcuse:* Dtsch. med. Wochenschr. 1924, Nr. 17, S. 539. — [65] *Marx:* Zeitschr. f. d. ges. Neurol. u. Psychiatrie 80. 1923. — [66] *Mayer, H.:* Schweiz. med. Wochenschr. 1925, Nr. 27, S. 631. — [67] *Meyer-Gottlieb:* Berlin-Wien: Urban & Schwarzenberg 1925. — [68] *Moreno* und *Maiz:* Zit. bei *v. Anrep.* — [69] *Morselli* und *Buccola:* Neurol. Zentralbl., Ref. 1882, S. 62. — [70] *Mosler:* Arch. f. Psychiatrie u. Nervenkrankh. 66. 1922. — [71] *Mosso:* Neurol. Zentralbl., Ref. 1831, S. 43. — [72] *Müller, F.:* Leipzig: Thieme 1921. — [73] *Müller-Heß:* Jahresk. f. ärztl. Fortbild. 1924, Nr. 3, S. 75. — [74] *Neustadt:* Arch. f. Psychiatrie u. Nervenkrankh. 74. 1925. — [75] *Obermeier:* Arch. f. Psychiatrie u. Nervenkrankh. 4. 1874. — [76] *Obersteiner:* Neurol. Zentralbl., Ref. 1885, S. 580. — [77] *Pandy:* Neurol. Zentralbl., Ref. 1918, S. 391. — [78] *Poulson:* Handbuch d. experim. Pharmakol. von Heffter 2. 1910. — [79] *Pulay:* Med. Klinik 1922, Nr. 13, S. 393. — [80] *Reichardt:* Jena: Fischer 1918. — [81] *Richter:* Neurol. Zentralbl., Ref. 1885, S. 21. — [82] *Rittershaus:* Allg. Zeitschr. f. Psychiatrie u. psychisch-gerichtl. Med. 80, 416. 1924. — [83] *Rumbaur:* Klin. Wochenschr. 1925, Nr. 43, S. 2066. — [84] *Runge:* Arch. f. Psychiatrie u. Nervenkrankh. 67. — [85] *Rybakoff:* Neurol. Zentralbl., Ref. 1896, S. 713. — [86] *Saury:* Neurol. Zentralbl., Ref. 1890, S. 702. — [87] *Seiffert* und *Anthon:* Dtsch. med. Wochenschr. 1924, N .17, S. 538. — [88] *Serejski:* Zeitschr. f. d. ges. Neurol. u. Psychiatrie 95, 130. 1925. — [89] *Sollier:* Neurol. Zentralbl., Ref. 1910, S. 1356. — [90] *Smidt:* Neurol. Zentralbl., Ref. 1886, S. 452. — [91] *Sudhoff:* Berlin: Karger 1922. — [92] *Schapiro-Schalmikow:* Schweiz. Rundschau f. Med., Ref. 22. 1913. — [93] *Schilder:* Berlin: Julius Springer 1924. — [94] *Schneider, K.:* Leipzig; Deuticke 1923. — [95] *Schneider, O.:* Münch. med. Wochenschr. 1924, Nr. 18, S. 585. — [96] *Schnyder:* Neurol. Zentralbl., Ref. 1887, S. 202. — [97] *Schroff:* Zit. bei *v. Anrep.* — [98] *Schulemann:* Klin. Wochenschr. 3. Jg., Nr. 16. — [99] *Steck:* Zeitschr. f. d. ges. Neurol. u. Psychiatrie 82. 1923. — [100] *Straub:* Pharmakol.-Ztg. 1913, Nr. 53. — [101] *Stüdemann:* Therapeut. Ber. Bayer & Cie. 1924, Nr. 3. — [102] *Thomsen:* Neurol. Zentralbl., Ref. 1887, S. 376. — [103] *Tobias* und *Kroner:* Neurol. Zentralbl., Ref. 1918, S. 787. — [104] *Toporkoff:* Korsakoffsches Journ. f. Psychol. u. Neurol. 1904. Zit. bei *Mayer-Groß.* — [105] *Tumas:* Neurol. Zentralbl., Ref. 1885, S. 83. — [106] Zentralbl. f. d. ges. Neurol. u. Psychiatrie 35, 347. 1924. — [107] *Voelcker:* Münch. med. Wochenschr. 1924, Nr. 26, S. 851. — [108] *Wada:* Neurol. Zentralbl., Ref. 1911, S. 913. — [109] *Westphal:* Neurol. Zentralbl., Ref. 1886, S. 452. — [110] *Wiedhopf:* Münch. med. Wochenschr. 1824, Nr. 19, S. 609. — [111] *Wiersma:* Zeitschr. f. d. ges. Neurol. u. Psychiatrie 95, 230. 1925. — [112] *Willstätter:* Münch. med. Wochenschr. 1924, Nr. 26, S. 849. — [113] *Wuth:* Zeitschr. f. d. ges. Neurol. u. Psychiatrie 96. 1925. — [114] *Heimann:* Neurol. Zentralbl., Ref. 1887, S. 304. — [115] *Morselli:* Neurol. Zentralbl., Ref. 1896, S. 756. — [116] *Feinberg:* Neurol. Zentralbl., Ref. 1887, S. 203. — [117] *Mayer-Groß:* Zeitschr. f. d. ges. Neurol. u. Psychiatrie 62, 222. 1920.

Im Anschluß an den Wiesbadener Kongreß für Innere Medizin findet vom 17.—19. April 1926 in Baden-Baden der Erste allgemeine ärztliche Kongreß für Psychotherapie statt.

Referate:

Psy.-Th. u. Psychiatrie:	Kehrer / Münster
	Schilder / Wien
Psy.-Th. und Innere Medizin:	Hansen / Heidelberg
	O. Schwarz / Wien
	v. Weizsaecker / Heidelberg
Psy.-Th. u. Gynäkologie:	A. Mayer / Tübingen
	Walthard / Zürich i. Gemeinsch.
	mit Hans W. Maier / Zürich
Psy.-Th. u. Kinderheilkunde:	Gött / Bonn
	Husler / München
Psy.-Th., Psychologie u. Psychopathologie:	Allers / Wien
	Ranschburg / Budapest
	Sommer / Gießen
	Walter Jaensch / Frankfurt
Psy.-Th., Kurpfuscherei, Kassenwesen	Grünthal / Berlin
	Seif / München
Ausbildungsfragen:	Hahn / Baden-Baden
	Kronfeld / Berlin
	Simmel / Berlin
	Stekel / Wien
Unfall-Neurose:	Eliasberg / München
	Klaesi / Basel

Leitsätze zu den Referaten ab 1. März gegen Voreinsendung einer Gebühr von 1 M., sowie alle wissenschaftlichen Anfragen: **Dr. med. et phil. Eliasberg,** Nervenarzt, **München-Großhesselohe.** Anmeldung zur Teilnahme (Teilnehmergebühr 5 M.) an: **Dr. med. Benno Hahn,** Nervenarzt, **Baden-Baden, Maria-Viktoriastraße 6.**

VERLAG VON JULIUS SPRINGER IN WIEN

Medizinische Grundlagen der Heilpädagogik

Für Erzieher, Lehrer, Richter und Fürsorgerinnen

Von

Dr. Erwin Lazar

Regierungsrat, Privatdozent für Kinderheilkunde an der Universität Wien
und Leiter der heilpädagogischen Abteilung der Universitäts-Kinderklinik in Wien

102 Seiten. 1925. Preis RM. 3.90

Inhaltsverzeichnis:

Über innere und äußere Ursachen. — Die Einflüsse der Familie. — Die Einflüsse der Sexualität. — Kindliche Ungezogenheiten. — Dissozialität und Kriminalität. — Psychopathische Erscheinungen. — Neurotische Erscheinungen. — Schizophrene Erscheinungen. — Paranoische Erscheinungen. — Zyklische Erscheinungen. — Charaktereigentümlichkeiten der Schwachsinnigen. — Die Bedeutung der Körperbautypen.

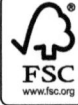

MIX
Papier aus verantwortungsvollen Quellen
Paper from responsible sources
FSC® C105338

If you have any concerns about our products,
you can contact us on
ProductSafety@springernature.com

In case Publisher is established outside the EU,
the EU authorized representative is:
**Springer Nature Customer Service Center GmbH
Europaplatz 3, 69115 Heidelberg, Germany**

Printed by Libri Plureos GmbH
in Hamburg, Germany